DES MATIÈRES

ALBUMINOÏDES

DES MATIÈRES

ALBUMINOÏDES

Par L.-A. GAUTIER

DOCTEUR EN MÉDECINE.

PARIS

ADRIEN DELAHAYE, LIBRAIRE-ÉDITEUR

PLACE DE L'ÉCOLE-DE-MÉDECINE

1865

DES

MATIÈRES ALBUMINOÏDES

CHAPITRE PREMIER.

CARACTÈRES GÉNÉRAUX DES MATIÈRES ALBUMINOÏDES.

I. *Synonymie, définition.* — Les corps que l'on est aujourd'hui convenu de nommer *matières albuminoïdes* ont été à diverses époques désignés sous des noms différents selon les idées adoptées par les chimistes qui en ont tracé l'histoire. Les uns, les considérant comme propres à l'organisme animal, les ont appelés *matières animales neutres, matières animales azotées;* les autres, ayant découvert qu'ils se trouvaient aussi dans le règne végétal, leur ont donné les noms les plus généraux de *matières neutres azotées*, de *matières albumineuses;* d'autres enfin, guidés par une théorie relative à leur constitution chimique, leur ont imposé le nom de *matières protéiques*.

Les *matières albuminoïdes* sont des « corps liquides et alors coagulables par la chaleur vers 45 à 75 degrés et par les réactifs, ou demi-solides et solides, et alors susceptibles de corrugation ou de ramollissement; nullement cristallisables (1), ni volatils sans décomposition ; de composition chimique immédiate et élémentaire, indéfinie et indéterminée ; brûlant avec peu de flamme en se boursouflant, dégageant des produits empyreumatiques ammoniacaux, azotés et d'odeur âcre, puis laissant un charbon brillant, volumineux, difficile à in-

(1) Excepté l'hématocristalline et l'hématosine.

cinérer» (Robin et Verdeil); subissant par l'action des sucs gastrique et pancréatique (L. Corvisart) des transformations qui les rendent assimilables et propres à la réparation de l'organisme dont ils forment la substance fondamentale.

2. *Composition.* — On savait depuis longtemps que les substances albuminoïdes contenaient du carbone, de l'oxygène et de l'hydrogène, mais ce n'est qu'après les travaux de Schèele, de Berthollet et de Fourcroy, que l'azote, le soufre et le phosphore ont été admis comme éléments constituants des matières organiques. Quand on vient, en effet, à soumettre à la combustion les diverses matières albuminoïdes, on reconnaît facilement qu'elles contiennent les corps simples admis par les chimistes que nous venons de citer, mais il reste toujours une certaine quantité de cendres formée par les sels avec lesquels elles sont toujours mélangées ou combinées. Le soufre et le phosphore ne s'y trouvent que dans des proportions minimes, et il est même certaines d'entre elles qui sont privées de ce dernier élément, telles sont la caséine, la vitelline, le gluten, la globuline et l'hématocristalline.

La quantité des corps simples qui concourent à la formation des matières albuminoïdes variant d'une manière sensible avec chaque espèce, on ne doit pas regarder toutes ces substances comme complétement identiques. Il n'y a que l'albumine du sang et la fibrine des muscles qui aient réellement la même composition élémentaire; «mais l'albumine des œufs n'est pas identique avec ces deux corps, car elle renferme pour les mêmes éléments moitié plus de soufre... Un rapport semblable se présente pour la caséine, seulement il est inverse; pour la même proportion de soufre, elle renferme plus de carbone, d'hydrogène et d'azote que l'albumine dn sang» (1).

(1) Liebig, Nouvelles lettres sur la chimie, 1852, p. 220.

Le tableau suivant emprunté à Liebig (1) et fait d'après la moyenne des meilleures analyses, montre le rapport qu'ont entre elles les diverses espèces de matières albuminoïdes fournies par le règne animal :

	Soufre.	Azote.	Carbone.	Hydrogène.	Oxygène.
Albumine du sang. / Fibrine de la chair.	2 éq.	27 éq.	216 éq.	169 éq.	68 éq.
Albumine des œufs.	3	27	216	169	68
Caséine..........	2	36	288	228	90
Fibrine du sang...	2	40	298	228	92
Tissus à gélatine...		13	82	67	32
— à chondrine.		9	72	59	32

On voit donc que chaque matière albuminoïde possède une composition qui lui est propre et qui pourrait servir à la distinguer comme espèce si elle n'était susceptible de varier avec l'âge, le sexe, la race ou l'état pathologique de l'individu qui l'a fournie. C'est ce qui fait qu'on est obligé d'admettre que cette composition oscille dans de certaines limites et c'est ce que l'on exprime en disant, qu'elle n'est pas *définie*, qu'elle n'est pas *déterminée*. Enfin, nous ferons remarquer que cette variabilité dans la quantité des éléments d'un même principe, s'oppose à ce qu'on représente ce principe par une formule chimique exacte, comme on le fait pour les corps nettement définis.

L'étude de la composition immédiate des substances albuminoïdes est encore à créer tout entière ; on n'a pas pu jusqu'ici les dédoubler en composés définis, dont les éléments représentassent en poids celui de tous ceux qu'on obtient lorsqu'on vient à les brûler.

Diverses théories ont été imaginées au sujet de la constitution chimique de ces corps : telle est, par exemple, celle de

(1) Loc. cit., p. 222.

Mülder qui parut en 1838 et qui a possédé pendant quelques années une importance considérable. Ce chimiste, en soumettant les matières albuminoïdes à l'action d'un alcali, comme la potasse, était arrivé à les changer en une substance particulière, insoluble, et ne contenant plus ni soufre ni phosphore. Il désignait ce nouveau produit sous le nom de *protéine* et le regardait comme le radical de toutes les substances albuminoïdes. En partant de ces données, les principes azotés n'étaient pour Mülder que des composés chimiques formés tous par ce même radical et qui ne devaient les différences d'état ou de solubilité qui les caractérisent, qu'à une certaine proportion de soufre ou de phosphore. Les expériences faites par d'autres chimistes n'ont pas confirmé cette hypothèse : on a, en effet, démontré que les diverses protéines obtenues par le procédé de Mülder n'avaient pas une composition identique, et que quelques-unes retenaient du soufre ou du phosphore, lorsque d'autres en étaient exemptes, ce qui tient évidemment à l'ignorance dans laquelle on se trouve, du moment où il faut arrêter l'action des réactifs. On doit donc considérer aujourd'hui la protéine comme un produit de décomposition des matières albuminoïdes et analogue à la gélatine ou à la chondrine.

Une autre théorie, qui semble avoir plus de valeur réelle et de chances d'avenir, a été proposée par Hunt. « Ce chimiste considère les matières albuminoïdes comme constituées par de la cellulose ou un congénère unie à l'ammoniaque, moins les éléments de l'eau. L'expérience prête à cette vue un appui réel, car d'un côté on a pu dédoubler certaines d'entre elles en ammoniaque et sucre fermentescible ; d'autre part, des essais de synthèse, entrepris par quelques chimistes, ont montré que les sucres chauffés à 140° avec de l'ammoniaque aqueuse pouvaient former des amides incristallisables se rapprochant par quelques caractères des matières azotées dont nous nous occupons. Ajoutons enfin que beaucoup de leurs dérivés se préparent aussi avec les sucres, la cellulose, l'amidon; ainsi les agents oxydants, tels que l'acide chromique, donnent avec l'albumine et la fibrine les hydrures des acides homologues inférieurs de la série des acides gras, les acides correspondants et l'acide benzoïque avec son hydrure, l'essence d'amandes amères. Or, par la fermentation des sucres, on obtient précisément les alcools, qui, par leur oxydation, fournissent ces hydrures et ces acides. La leucine et le sucre de gélatine prennent naissance, soit aux dépens de l'albumine et de la gélatine, soit par des réactions de corps dérivés des sucres. Les réactions énergiques qui détruisent complétement la molécule (action des alcalis caustiques concentrés, de l'acide sulfurique, des oxydants) donnent, entre autres produits, des composés azotés beaucoup plus simples, cristallisables et bien définis, dont quelques-uns ont été formés par synthèse (tyrosine, leucine, glycocolle ou sucre de gélatine, acide hippurique). » (1)

III. — Les matières albuminoïdes se présentent dans la nature sous deux états différents : 1° à l'état liquide comme l'albumine; 2° à l'état solide ou demi-solide comme la vitelline et la musculine.

Leur couleur varie avec ces deux états et avec ceux qu'elles sont susceptibles de prendre par l'action de certains agents physiques ou chimiques. Ainsi l'albumine, la fibrine sont incolores et transparentes lorsqu'elles sont liquides dans l'économie, mais lorsqu'elles se coagulent elles peuvent devenir blanches, jaunes, grises et même bleues. Ces mêmes teintes se retrouvent pour les matières qui sont naturellement solides ou demi-solides. Enfin certaines d'entre elles présentent des couleurs tranchées et caractéristiques : ainsi l'héma-

(1) Schützenberger, Chimie appliquée à la physiologie animale, 1864, p. 27.

tosine est rouge intense, la biliverdine verte et la mélanine plus ou moins brune.

M. Bouchardat a fait une étude complète des propriétés optiques des matières albuminoïdes : il a vu que toutes elles dévient à gauche les rayons de la lumière polarisée, comme M. Biot l'a constaté pour l'albumine de l'œuf et le sérum du sang.

Quant à l'odeur et à la saveur, elles ne présentent rien de particulier, et si quelques-unes de ces substances offrent une odeur ou une saveur spéciale, elles le doivent à d'autres matières avec lesquelles elles sont mélangées ou combinées.

IV. *Action de la chaleur.* — La chaleur, en agissant sur les matières albuminoïdes, modifie d'une manière différente leurs propriétés selon que l'élévation de la température s'est faite lentement ou d'une manière brusque. Ainsi, en exposant ces corps à l'action d'une chaleur douce et graduée, ils se transforment peu à peu en une substance amorphe, de plus en plus consistante, et qui peut acquérir une grande dureté si l'on porte la température jusqu'à 100 degrés ; ainsi modifiés par la perte de leur eau en constitution, ils ne possèdent plus aucune des propriétés des matières organiques, mais il est facile de leur restituer en les exposant à l'humidité où ils reprennent peu à peu leur eau et redeviennent solubles lorsqu'ils l'étaient avant leur transformation. Que l'on dessèche, par exemple, l'albumine de l'œuf à une douce température, on aura une substance amorphe, jaunâtre, transparente et susceptible de régénérer la substance première, si on la met en contact avec la quantité d'eau que la chaleur lui a enlevée.

Comme on le voit, la dessiccation n'a pour ainsi dire pas changé les propriétés des matières albuminoïdes, mais il n'en est plus de même d'une élévation de température brusque et rapide. Dans ce cas, en effet, elles sont si profondément modifiées dans leur cohésion et leur solubilité, que le simple contact de l'eau ne suffit plus pour les ramener à l'état soluble. C'est ainsi que l'albumine de l'œuf se précipite vers 75° sous forme de flocons blancs insolubles et constitue sous ce nouvel état une matière qui n'est plus susceptible de devenir liquide et soluble que si l'on vient à la placer dans des circonstances toute spéciales.

Ce dernier mode de solidification, entièrement propre aux matières albuminoïdes liquides ou demi-liquides, a été désigné sous le nom de *coagulation*, mais on ignore la nature chimique du phénomène. « On pourrait, dit Lehmann (1), l'expliquer par un arrangement moléculaire nouveau ; c'est ainsi qu'on interprète l'insolubilité qu'acquièrent l'oxyde de zinc, l'acide titanique, etc., sous l'influence de la chaleur ; mais des expériences récentes ont démontré que dans la coagulation des matières albuminoïdes il se sépare toujours une certaine matière dont il faut évidemment tenir compte, lors même que la quantité n'en serait que les deux centièmes de la substance primitive; ainsi dans la coagulation de l'albumine, il se sépare toujours une matière alcaline ; dans la coagulation de l'hématocristalline il se sépare un acide et des sels. On pourrait, d'après ces faits, considérer les modifications solubles comme des combinaisons qui éliminent une de leurs parties constituantes par l'action de la chaleur, de manière que le groupement principal devient insoluble; ce dernier perd en même temps la propriété de se recombiner avec la partie éliminée. »

Lorsqu'une matière albuminoïde passe ainsi brusquement de l'état liquide à l'état solide, elle retient toujours son eau de constitution; mais il est facile de l'en débarrasser par le vide ou la chaleur à 100 degrés. On peut aussi, en l'exposant à l'humidité, lui faire reprendre cette eau et la rendre telle qu'elle était immédiatement après sa coagulation.

(1) Précis de chimie physiologique, 1855, p. 83.

La chaleur n'a pas seule la propriété de produire la coagulation des substances albuminoïdes ; l'alcool, certains acides ou sels métalliques peuvent également provoquer ce phénomène, et il est même certaines d'entre elles qui, comme la fibrine du sang, se coagulent spontanément à la température ordinaire lorsqu'on vient à les soustraire à l'influence vitale.

Le coagulum formé par chacun de ces corps, dans ces conditions diverses, présente à l'examen microscopique une structure variable, non-seulement pour chacun d'entre eux, mais aussi pour un même corps coagulé par des moyens différents.

« Dans les conditions ordinaires, la fibrine du sang se prend en véritables fibrilles, généralement flexueuses, entre-croisées, plus ou moins adhérentes l'une à l'autre et parsemées dans leur interstice de fines granulations. La caséine se prend, au contraire, en une masse amorphe, striée et granuleuse, quelquefois seulement granuleuse. L'albumine coagulée par la chaleur se prend en masse tout à fait homogène, très-finement granuleuse, qui se détache en lamelles susceptibles de se plisser et de prendre alors un aspect strié ; coagulée par l'alcool, elle est tout à fait grenue. Dans le cas où il y a peu de substances organiques dans un liquide, le trouble que cause la coagulation de ce principe et de plusieurs autres analogues est dû à ce que ces substances forment de fines granulations isolées ou réunies en amas, qui restent en suspension dans le liquide » (1).

Les matières albuminoïdes soumises à l'influence de la chaleur sont encore susceptibles de subir des transformations d'un autre ordre. Les phénomènes que nous venons d'étudier se sont, pour ainsi dire, passés sans changement de composition, mais il n'en sera plus de même pour ceux qui vont

(1) Robin et Verdeil, Chimie anatomique, t. III, p. 130 ; 1853.

maintenant nous occuper, et ils seront différents, suivant que l'on agira à l'abri de l'air ou au contact de cet agent.

Dans ce dernier cas, c'est-à-dire au contact de l'air, on voit les matières albuminoïdes se racornir, se boursoufler, puis, à mesure que la température augmente, finir par brûler avec une fumée très-épaisse et en dégageant une odeur désagréable, qui suffirait à elle seule, tant elle est constante, à caractériser ce groupe de substances. On peut tirer parti de ce dernier phénomène pour être renseigné d'une manière rapide et en l'absence de réactifs, sur la présence de l'albumine dans les urines. Il suffit, en effet, d'avoir à sa disposition une petite capsule en platine, de la faire rougir à la flamme d'une lampe à alcool et d'y projeter une goutte de l'urine à essayer; on voit alors cette goutte passer à l'état sphéroïdal, et au bout de quelques instants, si l'urine contient de l'albumine, une petite perle blanche, constituée par l'albumine qui se coagule, se forme au centre du globule; la partie liquide se vaporise bientôt, et la perle d'albumine brûle en dégageant son odeur caractéristique. Dans le cas où l'on aurait affaire à une urine contenant du sucre, la combustion de ce dernier exhalerait une odeur de caramel, que l'on voit toujours apparaître lorsqu'on brûle les matières sucrées.

Que l'on vienne maintenant à chauffer les substances albuminoïdes en vase clos, dans une cornue, par exemple, elles ne se volatiliseront pas; mais elles subiront une décomposition complète, en donnant naissance à une foule de produits, dont les principaux sont l'eau, l'oxyde de carbone, des hydrogènes carbonés, du carbonate, du sulfhydrate, du cyanhydrate et de l'acétate d'ammoniaque. Il restera dans la cornue un charbon spongieux et brillant contenant un peu d'azote et difficile à réduire en cendres.

5. *Action de l'air et de l'humidité.* — Les matières albuminoïdes soustraites à l'influence vitale et abandonnées à l'air

humide éprouvent, dans certaines conditions de température, des transformations remarquables, en rapport avec l'instabilité de l'équilibre chimique de leurs molécules. On voit alors apparaître des produits qui caractérisent le phénomène désigné sous le nom de *putréfaction ;* ce sont : l'azote, les hydrogènes carboné et phosphoré, l'acide sulfhydrique, le carbonate et le sulfhydrate d'ammoniaque, l'eau, l'acide carbonique, l'acide acétique. Les graisses, qui accompagnent presque toujours les tissus azotés, donnent avec les alcalis une sorte de savon constituant le *gras des cadavres.*

On sait que la présence d'un ferment, de l'eau, de l'air et d'une température de 10 à 60 degrés sont des conditions indispensables à toute putréfaction. Avant les travaux de M. Pasteur, on considérait comme ferment toute matière azotée ou albuminoïde ayant subi le contact de l'air ou de l'oxygène, et en voie d'altération ; de sorte qu'on ne faisait pas jouer à l'air d'autre rôle que celui d'oxyder une partie de la substance azotée pour en faire un ferment, puis ce dernier une fois formé, déterminait par son contact le dédoublement de la substance, c'est-à-dire sa putréfaction. Cette théorie paraissait d'autant plus spécieuse, que, lorsqu'une matière azotée avait éte exposée seulement pendant quelque temps à l'air, on pouvait la soustraire à cet agent et voir la putréfaction se développer. On admettait que l'eau et la chaleur étaient favorables à l'action chimique.

Ces hypothèses tombent devant les belles expériences de M. Pasteur ; il résulte des recherches de ce savant, que l'atmosphère contient une multitude de germes de microzoaires et de microphytes (1), et que, lorsque ces germes viennent à

(1) Le procédé employé par M. Pasteur, pour constater la présence des germes dans l'atmosphère, consiste à filtrer un volume d'air déterminé sur du coton-poudre soluble dans un mélange d'alcool et d'éther Les fibres du coton arrêtent les particules solides. On traite alors le coton par son dissolvant. Après un repos suffisamment prolongé, toutes les

rencontrer les conditions de leur développement, qui pour tous sont les matières albuminoïdes et une douce température, ils se mettent à vivre et font entrer la matière en putréfaction. Mais, si l'on vient à priver l'air de ses germes en lui faisant traverser un tube de platine chauffé au rouge, l'absorption de l'oxygène n'est que peu sensible et la putréfaction n'a pas lieu. De telle sorte que ce n'est pas l'oxygène qui agit, mais bien les germes des êtres inférieurs répandus dans l'atmosphère, et qui sont dès lors les véritables ferments.

La conséquence générale des expériences de M. Pasteur, c'est que la putréfaction est déterminée par des ferments organisés du genre *Vibrion*. Ehrenberg a décrit six espèces de vibrions, qui sont six espèces de ferments de la putréfaction. M. Pasteur a reconnu que ces infusoires peuvent vivre sans le concours de l'oxygène libre (1), qu'ils périssent au contact de ce gaz, et que si, l'oxygène dissous dans un liquide putrescible n'était pas tout d'abord soustrait par l'action d'êtres spéciaux, la putréfaction n'aurait pas lieu.

M. Pasteur a étudié successivement la putréfaction à l'abri

particules solides tombent au fond de la liqueur; on les soumet à quelques lavages et on les dépose sur le porte-objet du microscope où leur étude devient facile. (Annales des sciences naturelles, zoologie, 4e série, t. XVI, p. 25.)

Un autre procédé, qui a été plusieurs fois mis en usage pour l'étude des matières organiques de l'air des marais, a été employé tout dernièrement par M. Lemaire : il a recueilli dans des tubes la vapeur d'eau atmosphérique condensée sur les parois de ballons pleins de glace, et l'a ensuite examinée au microscope au moment de la condensation et ultérieurement. Ses recherches ont été faites en Sologne, au Jardin des Plantes de Paris et à Romainville : en Sologne, où règnent des fièvres paludéennes, l'air contient beaucoup de germes de microphytes et de microzoaires, tandis que celui de Romainville, pays très-sain, n'en offre qu'une minime proportion; l'air du Jardin des Plantes diffère de celui de ces deux localités, mais se rapproche de celui de la Sologne. (Comptes-rendus de l'Académie des sciences, t. LIX, p. 317; 1864.)

(1) Comptes-rendus de l'Académie des sciences, t. LVI, p. 116; 1863.

de l'air et au contact de ce fluide; voici ce qu'il a observé dans ses expériences sur les liquides.

Si l'on vient à mettre un liquide aéré et putrescible dans un vase à l'abri de l'air, ce n'est qu'au bout de vingt-quatre heures environ que la putréfaction s'accuse par des signes extérieurs. Pendant ce temps il se développe au sein du liquide des infusoires, comme le *Monas crepusculum* et le *Bacterium termo*, qui ont pour fonction de soustraire l'oxygène de l'air en dissolution dans le liquide et de le remplacer par de l'acide carbonique. Mais, une fois que cet acte est accompli, ils périssent et tombent au fond du vase; c'est alors que les vibrions-ferments commencent à se montrer et la putréfaction se déclare aussitôt; elle s'accélère peu à peu en suivant la marche progressive du développement des vibrions.

Si maintenant on place le même liquide putrescible dans un vase exposé largement au contact de l'air, les bacteriums et les monas remplissent encore leurs fonctions comme précédemment dans l'intérieur du liquide, mais ils continuent à se propager à sa surface, parce que celle-ci est en contact avec l'air; ils y provoquent la formation d'une pellicule qui empêche l'oxygène de se dissoudre au sein du liquide et permet par conséquent le développement des vibrions-ferments. « Le liquide putrescible devient alors le siége des deux genres d'actions chimiques fort distinctes qui sont en rapport avec les fonctions physiologiques des deux sortes d'êtres qui s'y nourrissent. Les vibrions, d'une part, vivant sans la coopération du gaz oxygène de l'air, déterminent dans l'intérieur du liquide des actes de fermentation, c'est-à-dire qu'ils transforment les matières azotées en produits plus simples, mais encore complexes. Les bactériums, d'autre part, comburent ces mêmes produits et les ramènent à l'état des plus simples combinaisons chimiques, l'eau, l'ammoniaque et l'acide carbonique » (1).

(1) Pasteur, Comptes-rendus, t. LVI, p. 1189.

Il résulte de ce qui précède que la putréfaction à l'air libre est un phénomène, sinon toujours plus rapide, du moins plus achevé et toujours plus destructeur de la matière organique que la putréfaction à l'abri de l'air ; dans ce dernier cas, en effet, les produits de dédoublement de la matière putrescible sont encore complexes, les vibrions seuls n'ayant pas le pouvoir de porter la décomposition plus loin (1).

Remarquons en terminant ce résumé des belles recherches de M. Pasteur, que la putréfaction des matières azotées est un phénomène de même ordre que la fermentation butyrique des sucres : toutes deux elles sont déterminées par des ferments animaux, et l'on voit dans la production de cette dernière naître successivement les infusoires qui s'emparent de l'oxygène et ceux qui ont la propriété singulière de pouvoir vivre sans l'intervention de ce gaz.

6. *Action de l'électricité.* — Le courant électrique coagule les substances albuminoïdes. Plusieurs chimistes ont constaté ce fait, mais ils ne sont pas d'accord sur la manière dont il se produit.

Brugnatelli, Brandes, Prévost et Dumas, ont vu que l'albumine se coagulait au pôle positif de la pile ; Lassaigne opérant sur de l'albumine pure en solution dans l'eau, ne vit de coagulum se former au pôle positif qu'après avoir ajouté un peu de chlorure de sodium, et il en conclut « que l'albumine pure n'est point précipitée par la pile voltaïque, que la cause de sa précipitation observée au pôle positif est due à un des

(1) La théorie de M. Pasteur rend parfaitement compte du mode d'action des moyens employés pour s'opposer à l'altération des matières azotées : ou bien ces moyens empêchent les germes de se répandre à la surface de la substance que l'on veut conserver (procédé d'Appert), ou bien ils agissent sur ces mêmes germes comme poisons (bichlorure de mercure), ou bien encore ils s'opposent à leur développement. (Élévation ou abaissement de la température, dessiccation.)

éléments du sel qu'elle contenait dans son état naturel, et que, devenant libre par cette opération, il s'y unit et la précipite de son dissolvant. »

MM. Delarive et Matteucci partagent aussi cette manière de voir, toutefois ce dernier ajoute que l'albumine est coagulée non-seulement par l'acide mis en liberté, mais encore par l'élévation de la température que produit le passage du courant à travers les électrodes et le liquide.

Telles étaient les différentes explications données pour interpréter ce phénomène, lorsque M. Morin (1) entreprit une série d'expériences qui l'ont conduit à admettre que le courant électrique, *en vertu d'une action qui lui est propre*, coagule l'albumine et que cette coagulation se produit tantôt au pôle positif, tantôt au pôle négatif, suivant le rôle chimique que l'albumine, remplit dans la combinaison traversée par le courant. Si l'albumine forme un albuminate et joue le rôle d'acide, le courant devra la coaguler au pôle positif; si le contraire a lieu, si elle fait les fonctions de base, le courant la coagulera au pôle négatif. Si l'albumine est pure, il n'y a pas une action prépondérante bien marquée de tel ou tel pôle, et des flocons de cette substance se déposent sur le trajet du courant.

Du reste, si la formation du coagulum était due à l'action des acides quand on opère sur une albumine non purifiée, il serait difficile de s'expliquer pourquoi, lorsqu'on rend négatif le pôle qui était d'abord positif, on ne voit pas l'albumine se redissoudre au pôle négatif où se rendent les alcalis qui sont les dissolvants par excellence de ce principe. MM. Regnauld et Broca ont, en effet, soumis le coagulum du pôle positif à l'action du pôle négatif, et jamais ils n'ont réussi à le dissoudre.

M. Morin a fait aussi des expériences sur les matières al-

(1) Thèses de Paris, n° 143; 1861.

buminoïdes du sang : il a reconnu, en opérant sur ce liquide tel qu'il sort des vaisseaux, que le caillot formé au pôle négatif était en grande partie composé de fibrine, et que celui du pôle positif était de l'albumine renfermant un grand nombre de globules. Si le sang était défibriné, il n'y avait pas de coagulum au pôle négatif.

Cette propriété que possèdent les courants électriques de coaguler le sang a été mise en usage pour oblitérer les sacs anévrysmaux. M. Guérard et Pravaz firent, en 1831, sur des animaux quelques expériences qui n'eurent pas de suite. En 1837, Becquerel appliquait le même moyen pour un anévrysme de l'artère sous-clavière gauche, mais sans obtenir de résultat. En 1845, M. Petrequin communiqua à l'Institut trois observations ; dans l'une d'elles il avait eu un succès complet. Après ces premiers essais, un grand nombre de chirurgiens, qu'il serait trop long de citer (1), expérimentèrent cette méthode, les uns avec succès et les autres sans résultat. Aussi, la galvano-puncture appliquée aux anévrysmes n'est-elle pas encore entièrement passée dans la pratique ; le principal et le plus grave inconvénient qu'elle présente, c'est de donner un caillot très-peu résistant, et en outre elle expose à un certain nombre d'accidents, tels que l'inflammation de la peau qui recouvre la tumeur, l'ulcération des piqûres résultant de l'introduction des aiguilles dans le sac anévrysmal et la formation de petites eschares le long du trajet de ces mêmes piqûres. Il ne serait pas impossible qu'à la suite de ces accidents, l'anévrysme vînt à s'ouvrir au dehors. Voici du reste comment M. Broca (2) formule son opinion à l'égard de cette méthode de traitement :

« Dire quel est l'avenir réservé à la galvano-puncture me semble bien difficile, elle a fourni de bons résultats dans le

(1) Voyez Becquerel, Traité des applications de l'électricité, etc., p. 477 ; 1860.

(2) Des Anévrysmes et de leur traitement, 1856, p. 370.

traitement des anévrysmes traumatiques du coude; mais il faut dire aussi que d'une manière générale ces anévrysmes cèdent facilement à beaucoup d'autres méthodes.

« La galvano-puncture est applicable à plusieurs anévrysmes que leur siége spécial soustrait à la compression indirecte et même à la ligature. C'est là un avantage incontestable qui suffit déjà à lui seul pour lui assurer un rang honorable.

« Nous ne devons pas oublier que cette méthode est souvent douloureuse, qu'elle expose à plusieurs accidents sérieux, et surtout qu'elle a l'inconvénient de procurer une oblitération défectueuse, puisque le caillot galvanique se comporte exactement de la même manière que les caillots passifs ordinaires » (1).

7. *Action des acides.* — Les acides carbonique et borique n'ont aucune action sur les matières albuminoïdes; les acides acétique et citrique étendus les réduisent en une gelée soluble dans l'eau chaude; l'acide chlorhydrique dilué produit aussi ce même effet; suivant MM. Bouchardat et Sandras, l'eau contenant par litre 34 milligrammes de ce dernier acide, réduit, après douze heures de contact, la fibrine du sang en une masse gélatiniforme presque entièrement soluble dans l'eau, surtout lorsque la température du mélange est maintenue à 35 degrés, et la dissolution est encore plus complète si l'on ajoute au liquide quelques gouttes de suc gastrique.

Les acides puissants et concentrés exercent sur les matières

(1) Les caillots passifs, d'après M. Broca, sont formés à la fois de fibrine et de globules; ils sont plus mous et plus facilement destructibles que les caillots actifs qui ne contiennent que de la fibrine.

Pour M. Morin, le caillot passif ordinaire offrirait une solidité beaucoup plus grande que le caillot galvanique (Broca); ce dernier, étant à peu près entièrement formé d'albumine coagulée, ne peut en effet résister bien longtemps en présence du courant sanguin toujours alcalin qui agit contre lui mécaniquement et chimiquement. (Thèse citée.)

albuminoïdes une action bien plus énergique et en même temps spéciale et caractéristique pour chacun d'eux.

L'*acide chlorhydrique* concentré, aidé d'une douce chaleur et du contact de l'air, dissout les substances albuminoïdes en leur communiquant une teinte bleue violacée, qui ne tarde pas à s'altérer si l'on porte la liqueur à l'ébullition. Il se forme alors de l'ammoniaque, de la leucine, de la tyrosine et d'autres produits indéterminés. Si l'on sature l'acide chlorhydrique par la potasse, la couleur bleue disparaît et la matière organique en devenant insoluble forme un précipité susceptible de donner une nouvelle dissolution bleue avec le même acide. A l'abri de l'air, la fibrine et l'albumine se dissolvent peu à peu, d'après Mülder, dans l'acide chlorhydrique, avec une couleur paille qui passe au brun foncé, et au noir dès qu'elles absorbent l'oxygène.

L'*acide nitrique* mis en contact avec les corps albuminoïdes à la température ordinaire, les colore en jaune et les racornit ; si l'on chauffe le mélange, il se dégage de l'azote et la matière se transforme en une masse de couleur jaune clair et insoluble qui, purifiée par des lavages successifs à l'eau et à l'alcool bouillant, constitue le corps désigné par Mülder sous le nom d'*acide xanthoprotéique*. Ce dernier se présente sous forme d'une poudre jaune-orange, inodore, insipide, rougissant le papier de tournesol comme les acides, et donnant par combustion une odeur de corne brûlée et un résidu charbonneux. L'acide xanthoprotéique se combine avec les bases et les acides minéraux, en formant des composés d'un jaune plus ou moins foncé.

Cette réaction de l'acide nitrique est fréquemment employée dans les études d'anatomie végétale, pour reconnaître les substances albuminoïdes, car ce sont les seules qui se colorent en jaune au contact de cet agent.

A froid et concentré, l'*acide sulfurique* gonfle les matières albuminoïdes et les convertit en une gelée consistante, insoluble dans l'eau. A froid et dilué, il donne avec ces substances à l'état de dissolution un précipité blanc retenant des quantités variables d'acide. Enfin, si l'on fait bouillir une matière albuminoïde avec de l'acide sulfurique étendu d'eau, il se produit du sulfate d'ammoniaque, et le liquide neutralisé par de la craie et évaporé à siccité, fournit une masse jaune contenant de la leucine et du sucre de gélatine.

MM. Leconte et de Goumoëns, en faisant agir l'*acide acétique cristallisable* sur quelques corps albuminoïdes, ont vu qu'ils se dédoublent en deux substances qu'ils ont appelées, l'une *oxoluine* et l'autre *anoxoluine;* la première est soluble dans l'acide acétique, tandis que la seconde ne l'est pas. Ces deux matières sont identiques au point de vue chimique, quelle que soit leur origine; mais ce qui les distingue l'une de l'autre, c'est que l'anoxoluine se colore en violet par l'acide chlorhydrique, et que l'oxoluine donne avec le même réactif une dissolution jaunâtre, entièrement différente de la première.

8. *Action des alcalis.* — Les dissolutions alcalines faibles exercent sur les matières albuminoïdes la même action que les acides dilués, c'est-à-dire qu'elles les transforment en masses gélatineuses en partie solubles dans l'eau tiède; lorsqu'on opère avec des dissolutions concentrées et à la température ordinaire, on obtient un effet analogue, seulement la quantité de matière soluble dans l'eau tiède est beaucoup augmentée; mais, si l'on chauffe jusqu'à 60 degrés environ, toute la substance entre en dissolution et la liqueur traitée par l'acide acétique donne un précipité blanc, insoluble dans l'eau, l'alcool et l'éther, qui n'est autre chose que la *protéine* de Mülder. Si, au lieu de s'arrêter à 60 degrés, on soumet le liquide à une ébullition prolongée, la matière organique se décompose en donnant naissance à de l'ammoniaque, de l'acide carbonique, de l'acide formique, de la leucine, et à deux

corps que l'on a désignés sous les noms de *protide* ($C^{13}H^{9}Az^{2}O^{4}$), et d'*érythroprotide* ($C^{13}H^{8}Az^{2}O^{5}$). Enfin, par l'action combinée des alcalis solides et d'une haute température, les matières albuminoïdes subissent des transformations beaucoup plus complètes, dont les produits les plus intéressants constituent les cyanures alcalins.

9. *Action des sels métalliques.* — Les sels métalliques en agissant sur les matières albuminoïdes se combinent intimement avec elles de manière à leur faire perdre leurs propriétés ou à les modifier profondément, et les combinaisons ainsi obtenues ont une composition qui varie, non-seulement avec la quantité de réactif employée, mais encore suivant que la substance sur laquelle on opère est privée plus ou moins des sels qu'elle renferme toujours. Nous citerons seulement, comme propre à caractériser ces corps, la réaction que l'on observe en les traitant par un mélange d'*azotate* et d'*azotite de mercure* (1) ; cette liqueur mise en contact avec les substances albuminoïdes, leur communique une belle couleur rouge, que l'on fait apparaître plus promptement, quand on chauffe jusqu'à 100 degrés.

10. Les corps albuminoïdes, si rapprochés les uns des autres par leur composition, par l'ensemble de leurs propriétés physiques et chimiques à l'état de dissolution, présentent des différences aussi remarquables qu'inattendues, lorsqu'ils sont introduits dans la circulation des animaux par voie d'injection dans les veines (Bouchardat et Sandras) (2).

L'albumine contenue dans le blanc de l'œuf et dans les graines des graminées est complétement éliminée par les reins et on la trouve en totalité dans l'urine sécrétée dans les

(1) Millon, Annuaire de chimie, p. 538 ; 1849.

(2) Études sur le rôle des matières albumineuses dans la nutrition (Annuaire de thérapeutique pour 1856).

quatre heures qui suivent l'injection. L'albumine du sérum du sang et celle de la sérosité des hydropisies, introduites dans les veines, ne sont point éliminées, l'urine n'en renferme pas ou seulement des traces. La caséine du lait, l'amandine des amandes douces, la légumine des pois, ainsi que le gluten du froment et la musculine, ces deux dernières substances rendues solubles par l'eau, contenant 1 millième d'acide chlorhydrique, ne sont que partiellement éliminées, et la quantité que l'on rencontre dans l'urine est toujours beaucoup moins grande que celle qui a été injectée.

« On peut donc, disent MM. Bouchardat et Sandras, diviser en trois séries les matières albumineuses par rapport à la manière dont elles influencent l'économie animale, lorsqu'elles sont introduites dans le sang par voie d'injection. Dans la première série viennent les substances qui sont complétement éliminées par les reins ; c'est l'albumine de l'œuf et celle des graines des graminées. Dans la seconde série, celles qui ne sont pas éliminées par ces organes ; c'est l'albumine du sérum du sang et de la sérosité des hydropisies albumineuses. Dans la troisième série viennent se ranger les substances qui ne sont que partiellement éliminées lorsqu'elles sont injectées dans le sang, caséine, amandine, légumine, fibrine et gluten du froment. »

11. — Remarquons, en terminant ces considérations générales, que les *matières albuminoïdes* forment au milieu des composés dont s'occupe la chimie organique, un groupe tout à fait spécial et doué de propriétés qui les distinguent nettement de tous les autres corps. Essentiellement altérables, dépourvues de forme cristalline, donnant au contact des agents chimiques des combinaisons mal définies, ayant une composition variable, suivant leur origine, les matières albuminoïdes remplissent les fonctions les plus importantes de l'économie et sont les véritables médiateurs des transmutations

organiques. On comprend dès lors toute l'importance qui s'attache à l'étude de ce groupe de corps, et c'est en s'efforçant de perfectionner les méthodes d'investigation usitées en chimie organique, que l'on arrivera à une connaissance plus parfaite de leur constitution chimique, et que les nombreux phénomènes de l'organisme vivant deviendront pour le physiologiste plus faciles à comprendre.

Les beaux travaux de M. Berthelot (1) ont déjà fait faire un progrès réel à l'étude des corps organiques : la synthèse a pu reproduire les carbures d'hydrogène, l'acide formique, en prenant les corps simples comme point de départ, des carbures elle a pu remonter aux alcools et à leurs dérivés, mais elle n'a pas encore touché aux matières albuminoïdes, et il est probable que l'on pourra dire encore longtemps avec l'illustre Gerhardt, en ce qui touche ces derniers corps, que leur formation tient « à l'action mystérieuse de la force vitale, action opposée, en lutte continuelle avec celles que nous sommes habitués à regarder comme la source des phénomènes ordinaires. »

« La synthèse chimique, dit M. Frémy, permet sans doute de reproduire un grand nombre de principes immédiats d'origine végétale ou animale, mais l'organisation oppose, selon moi, aux reproductions synthétiques une barrière infranchissable. A côté de ces principes immédiats définis que la synthèse peut former, tels que le glocose, l'acide oxalique et l'urée, il existe d'autres substances beaucoup moins stables que les précédentes, mais aussi beaucoup plus complexes, quant à leur constitution... Ces corps sont les albumines, la fibrine, la caséine, etc. La synthèse chimique ne les reproduit pas. Il est impossible, selon moi, de les considérer comme des principes immédiats, définis : je les désigne sous le nom

(1) Chimie organique fondée sur la synthèse, 2 vol, 1860.

général de *corps hémiorganisés*, parce qu'ils tiennent le milieu entre le principe immédiat et le tissu organisé. » (1)

12. — Les corps que l'on comprend aujourd'hui sous le nom de *matières albuminoïdes* peuvent être divisés en deux groupes : en *matières albuminoïdes proprement dites*, et en *dérivés immédiats des matières albuminoïdes*.

Le premier groupe ou *matières albuminoïdes* proprement dites se compose de :

1. L'albumine.
2. La glutine.
3. Les peptones.
4. La pancréatine.
5. La ptyaline.
6. La pepsine.
7. Les mucosines (2).
8. L'hydropisine.
9. La globuline.
10. Les substances vitellines.
11. L'hématocristalline.
12. L'hématosine.
13. La matière albuminoïde de la membrane extérieure des globules sanguins.
14. La nucléine.
15. La fibrine.
16. La musculine.
17. Le gluten.
18. La caséine.
19. La légumine et l'amandine.
20. L'émulsine et la myrosine.
21. La lactoprotéine.
22. La biliverdine.
23. La mélanine.
24. L'urrosacine.

Le second groupe ou *dérivés immédiats* des matières albuminoïdes est constitué par :

1. L'ostéine ou osséine.
2. La cartilagéine.
3. La géline.
4. L'élasticine.
5. La kératine.

Les substances du premier groupe feront seules le sujet de notre travail.

(1) Comptes-rendus de l'Académie des sciences, t. LVIII, p. 1166; 1864.

(2) On désigne sous ce nom, d'après de Blainville, plusieurs matières organiques liquides, coagulables, différentes l'une de l'autre, qui se trouvent dans les mucus utérin, bronchique, nasal, etc., et qui leur donnent leur viscosité. Ces substances étant peu connues, nous ne ferons que les mentionner.

CHAPITRE II.

ALBUMINE. — GLUTINE. — PEPTONES. — PANCRÉATINE. — PTYALINE. — PEPSINE. — HYDROPISINE. — GLOBULINE. — SUBSTANCES VITELLINES.

§ Ier. — *Albumine.*

1. L'*albumine* est une substance albuminoïde liquide, inodore, incolore, insipide ou de saveur fade, coagulable par la chaleur, les acides minéraux, et susceptible de filtrer au travers du sulfate de magnésie cristallisé.

Parmi les principes immédiats qui entrent dans la composition de l'organisme animal, l'albumine est celui qui se trouve le plus répandu : l'œuf, les liquides amniotique et allantoïdien, la lymphe, le chyle, le sang, le colostrum, le lait suivant quelques auteurs, etc., contiennent de l'albumine ; on en trouve également dans les épanchements du péritoine, de la plèvre, de la tunique vaginale, etc., mais seulement en petite quantité et mélangée avec une autre substance albuminoïde que nous étudierons sous le nom d'hydropisine ; les bulles du pemphigus, les phlyctènes des vésicatoires et des brûlures, le pus, renferment aussi de l'albumine ; notons, enfin, que l'on voit souvent apparaître ce principe dans l'urine d'une manière accidentelle ou pathologique et que sa présence dans ce liquide acquiert dans certaines circonstances une véritable importance séméiologique.

2. L'albumine existe à l'état liquide dans les fluides de l'économie. C'est du moins ce qui était admis avant les expériences de MM. Mialhe et Pressat (1) qui en 1851 présentèrent à l'Institut un mémoire dans lequel ils s'efforçaient de

(1) Comptes-rendus, t. XXXIII, p. 450.

démontrer que l'albumine se trouve dans les humeurs à l'état globulaire. Pour établir leur opinion ils se fondaient sur ce que ce principe ne traverse pas par endosmose certaines membranes et en particulier la membrane interne de l'œuf. Cette idée n'a point été admise, car s'il y avait réellement des globules, ils devraient être visibles au microscope; Treviranus, MM. Prévost et Dumas, Bauër, en ont bien vu dans l'albumine qui commence à se coaguler, mais il est impossible d'en découvrir dans la même substance avant sa coagulation. M. Mialhe (1) lui-même n'a pu réussir à en voir qu'après avoir traité l'albumine par l'eau de baryte, et dans ce cas ce ne sont pas des globules d'albumine qui apparaissent, mais probablement un précipité de carbonate de baryte formé par l'action du carbonate de soude qui accompagne toujours l'albumine (2).

Un peu plus tard, M. Mialhe (3), reconnaissant que l'état globulaire n'était pas suffisamment démontré, admit que l'albumine avait une organisation spéciale qui la maintenait à l'état de suspension et non de dissolution dans le sérum du sang, dans le blanc de l'œuf, et l'empêchait de traverser les membranes. Cette dernière hypothèse est encore tout à fait inutile : il est en effet bien plus rationnel d'admettre que les membranes sont organisées de manière à retenir normalement l'albumine au sein des liquides qui les imbibent et que, si dans certains cas on voit les humeurs albumineuses traverser les membranes, cela tient ou bien à ce que ces dernières sont sous l'influence d'un état pathologique, ou bien à ce que les humeurs elles-mêmes sont altérées, ou bien encore à ce qu'elles sont soumises à une pression plus considérable qu'à l'état normal.

(1) Chimie appliquée à la physiologie, etc., p. 146; 1856.

(2) Ducom, Recherches sur les matières albuminoïdes. Thèses de Paris, 1855.

(3) Chimie appliquée, etc., p. 147.

Nous continuerons donc à regarder l'albumine comme existant à l'état liquide dans les fluides de l'économie, en considérant cet état, à l'exemple de M. Ducom (1), comme analogue à celui des gommes solubles, de la dextrine, qui, comme elle, communiquent à l'eau une certaine viscosité.

Plusieurs chimistes pensent que l'albumine est contenue dans le sang à l'état d'albuminate de soude et que c'est à cette combinaison qu'elle doit la propriété d'être soluble; mais, comme nous le verrons plus loin, cette matière combinée aux alcalis perd la propriété de se coaguler par la chaleur. Suivant Denis (2) ce sont des principes salins, tels que le chlorure de sodium, qui tiennent l'albumine en dissolution, et il regarde cette substance à l'état de pureté comme tout à fait insoluble. Les expériences de M. Würtz (3) rendent cette opinion inadmissible : ce chimiste a en effet montré que l'albumine peut être presque complétement privée des matières minérales qui l'accompagnent toujours, sans que pour cela elle perde sa solubilité.

L'albumine normale, comme celle du sérum du sang et du blanc de l'œuf, n'étant pas endosmotique, ne pourrait être absorbée par l'animal et par conséquent assimilée, si la digestion ne lui faisait subir une transformation particulière dont le produit ultime a été désigné par M. Mialhe sous le nom *d'albuminose*. (Voyez page 41.)

D'après M. Melsens (4), le blanc d'œuf étendu d'eau et filtré plusieurs fois se réunit sous forme de membranes lorsqu'on vient à l'agiter; le même phénomène peut aussi se produire lorsque des gouttes d'une solution albumineuse que l'on filtre tombent d'une certaine hauteur dans la portion du

(1) Loc. cit.

(2) Nouvelles études chimiques, physiologiques, etc., sur les matières albuminoïdes, 1856, p. 80.

(3) Annales de chimie et de physique. 3e série, t. XII, p. 217.

(4) ibid., octobre 1851.

liquide déjà filtrée. M. Melsens attribue cette transformation à la simple influence mécanique de l'agitation ; mais M. Monoyer (1) fait observer avec raison que cette explication « ne serait admissible que si, d'une part, il était prouvé qu'en continuant le battage du blanc d'œuf, on finit par en transformer la totalité en membranes, et si, d'autre part, on n'avait pas constaté que l'albumine du sérum du sang est dépourvue de cette singulière propriété. Je tiens au contraire comme plus probable, ajoute le même auteur, l'explication suivante : 1° les modifications que le blanc d'œuf éprouve lorsqu'il est versé dans l'eau sont l'effet d'une action osmotique et non le résultat de l'influence mécanique de l'agitation ; 2° ce n'est pas l'albumine mais quelque autre matière contenue dans le blanc de l'œuf et absente du sérum, qui est le siége de ces modifications. » M. Monoyer invoque en faveur de son opinion la propriété que possède le cristallin dépouillé de sa capsule de se couvrir à sa surface d'une couche opaque, lorsqu'on vient à le plonger dans l'eau ; il fait aussi remarquer que le produit de sécrétion des muqueuses placé dans les mêmes conditions, se coagule et constitue une sorte de membrane assez résistante. Quelle que soit du reste la manière dont on interprète ce curieux phénomène, il faut bien se garder d'assimiler le produit de cette transformation du blanc d'œuf à une véritable membrane organisée.

3. L'albumine soumise à l'action d'une température modérée perd peu à peu son eau et se transforme en une masse transparente, amorphe, incolore, insipide, soluble dans l'eau, insoluble dans l'alcool et inaltérable au contact de l'air. Quand elle est ainsi à l'état solide, elle peut supporter sans se modifier une chaleur bien supérieure à celle qui en détermine

(1) Gazette hebdomadaire de médecine et de chirurgie, 20 janvier 1865.

la coagulation lorsqu'elle est en présence de l'eau. Ce fait constaté par M. Chevreul rend compte de la propriété singulière que possèdent les tardigrades, les rotifères et les anguillules de pouvoir être exposés à une température élevée et à une extrême dessiccation, sans perdre la faculté de recouvrer le mouvement et toute l'activité dont ils jouissaient auparavant.

Si au contraire on élève brusquement la température, l'albumine se coagule. Lorsqu'on opère avec une dissolution d'albumine du sang, le liquide se trouble à 60°, commence à se coaguler à 63°, et à 70° ou 75°, la substance se précipite complétement; la coagulation de l'albumine de l'œuf se produit un peu plus tôt; elle est complète dès 60°. Si la dissolution contient une quantité notable de matières organiques, le phénomène est très-apparent; mais quand elle est très-étendue, l'albumine reste en suspension dans la liqueur qui alors devient simplement opaline. Pour obtenir, d'après M. Ducom, un précipité sensible, il faut que la solution contienne au minimum 1 partie d'albumine pour 900 parties d'eau. Il est quelques circonstances dans lesquelles la coagulation de l'albumine par la chaleur semble dissimulée : ainsi, quand on chauffe jusqu'à 75° une solution étendue de blanc d'œuf, elle devient légèrement opaline et le précipité ne se forme qu'après l'addition, dans la liqueur refroidie, d'une goutte d'acide acétique. Suivant MM. Robin et Verdeil, l'action de la chaleur a fait subir dans ce cas à l'albumine une modification, et l'a rendue coagulable dans une liqueur neutre, tandis qu'elle ne l'est pas dans une liqueur alcaline, comme la solution de blanc d'œuf dans l'eau.

L'*albumine coagulée*, que Denis appelle *albumin*, est insoluble dans l'eau froide et dans l'eau bouillante ; on peut, au contraire, la dissoudre dans certains acides ($PhO^5,3HO$; SO^3 ; HCl.) et dans les alcalis. Mais la liqueur ainsi obtenue ne possède plus le caractère essentiel de l'albumine ; elle n'est plus coagulable par la chaleur. M. Schützenberger (1), pensant que la présence de l'alcali ou de l'acide combiné à l'albumine pouvait empêcher le phénomène de se produire, a cherché, au moyen de la dyalise, à soustraire les éléments étrangers, tout en maintenant l'albumine en dissolution, et il a vu que l'albumine dissoute dans la potasse, puis séparée de cet agent par le procédé de M. Graham, se maintenait à l'état liquide et possédait la propriété d'être coagulée par la chaleur et les acides minéraux. Cependant la solution d'albumine coagulée ainsi obtenue diffère un peu de celle que l'on prépare avec l'albumine naturelle. Ainsi, l'addition d'une très-petite quantité d'alcali ou de sel neutre la coagule également; mais, comme le fait remarquer M. Schützenberger, ce dernier caractère se présente aussi pour le blanc d'œuf filtré, acidulé avec l'acide acétique et soumis à la dialyse sans coagulation préalable. Il résulte de là que l'on ne doit pas considérer l'albumine coagulée comme absolument insoluble dans l'eau.

L'albumine coagulée ne décompose pas l'eau oxygénée; nous verrons, au contraire, que la fibrine opère cette décomposition.

Quand on fait bouillir, pendant soixante heures au moins, de l'eau tenant en suspension de l'albumine coagulée, celle-ci disparaît peu à peu et se transforme en une substance soluble dans l'eau et nommée par Mülder *trioxyprotéine*. D'après M. L. Corvisart (2), l'albumine ainsi modifiée par la cuisson possède toutes les propriétés des substances qu'il désigne sous le nom de *nutriments* (3), c'est-à-dire qu'elle est susceptible

(1) Comptes-rendus de l'Académie des sciences, t. LVIII, p. 86; 1864.

(2) Études sur les aliments et les nutriments, 1854, p. 14.

(3) M. L. Corvisart appelle nutriment tout aliment qui a l'aptitude vitale, qui, par lui-même, sans aucune nouvelle préparation, peut dès qu'il est absorbé servir à l'entretien de la vie, en concourant soit à la composition, soit au jeu des organes, c'est-à-dire qui est propre à nourrir même celui qui ne digère pas. Tandis qu'il réserve le nom d'aliment,

d'être absorbée et assimilée sans avoir besoin de subir l'action des sucs gastrique et pancréatique.

Si l'on chauffe l'albumine à une température de 150° dans un tube fermé aux deux bouts, elle commence par se coaguler, puis elle ne tarde pas à se dissoudre par l'action de la température et de la pression, mais elle perd en même temps la propriété d'être précipitée par la chaleur.

4. L'albumine en dissolution dévie à gauche le plan de polarisation des rayons lumineux, et cette déviation est proportionnelle à la quantité d'albumine contenue dans la liqueur. C'est sur cette propriété qu'est fondé l'appareil de M. Becquerel pour la constatation rapide et le dosage exact de l'albumine contenue dans l'urine.

5. L'alcool anhydre précipite instantanément l'albumine; l'alcool étendu produit également le même effet; mais le coagulum peut se redissoudre dans l'eau. La créosote, l'aniline, l'éther sulfurique, ont aussi la même action. Ce dernier, toutefois, ne forme de précipité dans le sérum du sang qu'après l'addition de quelques gouttes d'acide acétique.

Le chloroforme aurait, d'après M. Gigon, une action trés-énergique sur l'albumine en dissolution, action telle que l'on pourrait, au moyen de ce réactif, découvrir les proportions les plus minimes de cette substance, 1/40000, par exemple (1). Mais M. Becquerel a montré que le chloroforme ne précipitait point l'albumine et qu'il s'émulsionnait simplement par son

pour toute substance brute, qui n'a pas cette propriété, mais qui peut l'acquérir. (Loc. cit., p. 1.)

(1) Après de nombreuses expériences faites avec le chloroforme sur l'homme et les animaux, M. Gigon a été conduit à admettre que l'albumine était un des principes contenus normalement dans l'urine. Cette opinion est réfutée par les expériences de M. Becquerel, et l'on doit toujours considérer la présence de l'albumine dans l'urine comme un fait accidentel ou pathologique. (Académie des sciences, 1857.)

agitation avec le liquide, comme le prouve l'examen microscopique.

Suivant M. Lightfoot, la dissolution aqueuse de camphre précipiterait l'albumine et serait un des réactifs les plus délicats de ce principe. Ce fait, mentionné dans plusieurs publications périodiques (1), est complétement inexact, comme vient de le prouver M. Monoyer (2) en faisant voir que si le chimiste anglais n'eût pas mis de camphre dans l'eau qu'il a employée, il eût obtenu *exactement* le même résultat. M. Gübler (3), de son côté, est arrivé aux mêmes conclusions. On doit, d'après M. Monoyer, regarder la coagulation de l'albumine, dans cette circonstance, comme un phénomène de même ordre que celui qu'a observé M. Melsens, sur l'action qu'exerce l'eau sur le blanc d'œuf lorsqu'on l'agite avec elle.

D'après des expériences récentes, M. Lienau (4) prétend avoir reconnu que les huiles essentielles, le pétrole, les essences de bergamote, de citron, de menthe, etc., peuvent produire la précipitation de l'albumine. Une goutte d'albumine, suivant cet auteur, délayée dans 250 grammes de liquide, rend ce dernier opalin quand on vient à y ajouter deux ou trois gouttes d'essence de térébenthine, et au bout de quelques secondes on y trouve des filaments d'albumine coagulée. Tel n'est pas cependant l'avis de M. Gübler (5), qui déclare « que les hydrogènes carbonés liquides et volatils ne paraissent pas appelés à rendre plus de services que le chloroforme et que l'eau camphrée. » On observe, en effet, avec

(1) Répertoire de chimie appliquée. Journal de pharmacie et de chimie ; Gazette hebdomadaire.

(2) Gazette hebdomadaire, 20 janvier 1865.

(3) Ibid. 27 janvier 1865.

(4) Journal de pharmacie et de chimie, 3e série, t. XLVI, p. 400 ; 1864.

(5) Loc. cit.

les huiles essentielles, le même phénomène que nous avons signalé en parlant du chloroforme, c'est-à-dire que le trouble de la liqueur est dû tout simplement à l'extrême division de l'essence produite par l'agitation, et l'on obtient le même résultat avec des liquides exempts d'albumine, qu'avec ceux qui en renferment des quantités plus ou moins considérables.

6. Le chlore, le brôme et l'iode déterminent la précipitation de l'albumine. Il se forme, sous l'influence du chlore, une matière jaune que Mülder considère comme une combinaison d'acide chloreux et de protéine.

7. Presque tous les acides précipitent en blanc l'albumine, à l'exception de l'acide phosphorique normal ($PhO^5,3HO$), et de l'acide acétique. Ce dernier ajouté dans une solution albumineuse en empêche la coagulation par la chaleur, et l'acide phosphorique normal, loin de précipiter l'albumine, redissout au contraire cette substance quand elle a été coagulée.

De tous les acides énergiques, c'est l'acide nitrique qui a le plus d'action sur l'albumine. On peut, avec ce réactif, déceler cette substance dans des liqueurs qui n'en contiennent que des traces, et c'est à cause de cette sensibilité que l'acide nitrique est employé tous les jours pour constater, au lit des malades, la présence de l'albumine dans les urines (1).

(1) La chaleur et l'acide nitrique sont les réactifs employés le plus ordinairement dans la pratique journalière pour constater la présence de l'albumine dans l'urine; mais, pour juger des précipités fournis par ces deux moyens, il est important de savoir si l'urine est alcaline ou acide. Si elle est alcaline et qu'on la traite par la chaleur seule, elle peut donner, sans qu'il y ait d'albumine, un précipité très-apparent composé de phosphates; si au contraire elle est acide, il peut encore se produire un précipité formé de carbonates; pour s'assurer si les précipités sont des phosphates ou des carbonates, il suffit de verser dans la

Traitée par l'acide sulfurique, l'albumine donne un précipité soluble en partie dans un excès de réactif.

L'acide chlorhydrique coagule aussi l'albumine et donne avec le coagulum, quand il est concentré, une dissolution de couleur bleue violette que nous avons signalée comme caractéristique des matières albuminoïdes.

Parmi les combinaisons oxygénées du phosphore, il y en a deux qui coagulent l'albumine, ce sont les acides métaphosphorique (PhO^5,HO) et pyrophosphorique ($PhO^5,2HO$). Ce dernier a été préconisé par M. Becquerel comme propre à découvrir les plus petites quantités d'albumine (1/20000) ; mais comme il faut s'en servir presque au moment où il vient d'être

liqueur quelques gouttes d'acide nitrique qui ne tarde pas à les dissoudre. Traitées par l'acide nitrique seul, certaines urines donnent un précipité d'acide urique ou d'urate d'ammoniaque, lorsque cet acide ou ce sel existent abondamment. L'urate d'ammoniaque peut être, il est vrai, redissous dans un excès d'acide, mais l'acide urique ne se redissout pas à moins d'un grand excès de l'acide ajouté, et il reste déposé sur les parois du tube sous forme de grains rouges (M. Rayer). Il résulte de ce qui précède que des précipités obtenus soit par la chaleur, soit par l'acide nitrique isolément, peuvent faire croire à l'existence de l'albumine quand l'urine n'en contient pas. Mais si l'on emploie concurremment les deux réactifs et si l'on obtient un précipité, on sera certain d'avoir affaire à de l'albumine; dans ce cas, en effet, l'acide urique ou l'urate d'ammoniaque que le liquide dépose quand on le traite par l'acide nitrique, disparaît par l'action de la chaleur, et, d'un autre côté, l'acide nitrique s'oppose à la formation des précipités de phosphates et de carbonates que la chaleur seule pouvait déterminer. Il faut donc, quand on veut essayer une urine que l'on suppose contenir de l'albumine, avoir recours à la fois et à la chaleur et à l'acide nitrique. Enfin, nous ferons observer que la quantité d'acide nitrique à ajouter dans la liqueur doit être assez considérable, car lorsque ce réactif est mis en proportion trop minime en présence d'une urine que l'on chauffe et qui contient de l'albumine, on n'obtient pas de précipité; Lionel Beale suppose que dans ce cas une très-petite quantité d'acide nitrique décompose les phosphates et isole l'acide phosphorique ($PhO^5,3HO$) qui, comme nous l'avons vu, dissout parfaitement l'albumine.

préparé, on doit le réserver pour les recherches de laboratoire.

Le tannin forme, avec l'albumine, un composé insoluble, d'un blanc grisâtre, et que l'on distingue de celui que donne la gélatine dans les mêmes circonstances, parce qu'il ne se ramollit pas et ne s'agglutine pas quand on le soumet à l'action de la chaleur.

8. Mise en contact avec les alcalis étendus, l'albumine devient plus fluide et perd la propriété de se coaguler par la chaleur ; si l'on soumet le mélange à une ébullition prolongée, la matière organique se décompose en fournissant un certain nombre de produits mal connus, parmi lesquels se trouve un acide contenant de l'azote. Quand au contraire on opère avec un alcali concentré et à froid, on obtient une espèce de gelée susceptible de donner avec l'eau une solution coagulable par les acides, mais sur laquelle la chaleur n'a aucune action. Enfin, certains alcalis solides, comme la chaux, la baryte, la strontiane, forment avec l'albumine des composés insolubles pouvant acquérir à l'air une grande dureté.

9. La plupart des sels métalliques forment avec les dissolutions d'albumine des précipités insolubles, dont quelques-uns se dissolvent dans un excès de réactif. Ces précipités ne sont point des combinaisons chimiques définies, ce ne sont que des mélanges dans lesquels le sel métallique est en partie décomposé, et l'acide d'une part et l'oxyde de l'autre se trouvent unis à l'albumine ; d'autres fois, c'est le sel lui-même qui est combiné avec la matière organique. Nous citerons seulement le bichlorure de mercure comme ayant sur ce principe une action tellement énergique qu'il peut, dans une dissolution n'en contenant que 1/2000, donner naissance à un précipité que Lassaigne considère comme une véritable combinaison. C'est en se basant sur cette réaction qu'Orfila

a préconisé l'eau albumineuse comme le meilleur antidote du bichlorure de mercure.

10. Il résulte, de la description que nous venons de donner de l'albumine, que cette substance se comporte de la même manière dans beaucoup de circonstances, soit qu'elle provienne de l'œuf, soit qu'elle ait pour origine le sérum du sang. Nous ferons cependant remarquer que, malgré les nombreuses analogies qui les rapprochent, il ne faut pas regarder ces deux albumines comme complétement identiques. Ainsi, nous avons dit que, d'après Liebig, l'albumine des œufs renferme moitié plus de soufre que l'albumine du sang, et Mülder a fait voir qu'en les traitant à la simple chaleur de l'eau bouillante, on obtient du sulfure de soude du blanc d'œuf, tandis que le sérum n'en donne pas. De plus, Tiedemann et Gmelin ont trouvé que l'albumine du sang n'est pas coagulée par l'éther exempt d'alcool, lorsque celle de l'œuf l'est toujours. Enfin, nous rappellerons que le sérum ne forme pas de membranes, comme le fait le blanc d'œuf, quand on l'agite avec l'eau (expériences de M. Melsens), et que celui-ci, injecté dans les veines d'un animal, ne tarde pas à être éliminé par les reins, tandis qu'on n'observe rien de semblable pour le sérum du sang (Bouchardat et Sandras) (1). C'est en raison de ces caractères différentiels que Denis (2) a été conduit à faire de l'albumine du sang une espèce entièrement distincte de celle de l'œuf, et, réservant pour cette dernière le nom d'*albumine*, il a donné à la première celui de *sérine*.

11. *De l'albumine dans la série animale.*—L'étude faite par MM. Valenciennes et Frémy (3), sur la constitution des œufs

(1) Voyez page 23.

(2) Nouvelles études, etc., 1856, p. 78.

(3) Recherches sur la comp. des œufs, etc. : in Ann. chim. et phys., t. L; 1857.

dans les différentes classes du règne animal, a montré que l'albumine qu'ils contiennent présente quelques différences sous le rapport de ses propriétés chimiques et de son point de coagulation.

Dans quelques espèces d'*oiseaux*, l'albumine est presque fluide, tandis que, dans d'autres, elle a une consistance gélatineuse. Le blanc de l'œuf (1) de la poule coagulé est opaque et d'une couleur pure, blanche et mate; celui du vanneau, au contraire, soumis à l'action de la chaleur, devient transparent, opalin, verdâtre, et tellement dur qu'on peut le tailler en petites pierres employées dans certaines contrées d'Allemagne pour la bijouterie commune.

L'albumine de l'œuf du pigeon donne par la chaleur, d'après M. Jahn (2), un coagulum peu ferme et gélatineux; si l'on continue l'ébullition, il se redissout complétement dans l'eau, et les portions qui se déposent sur le tube se dissolvent dès qu'on les pousse dans la liqueur.

Les œufs des palmipèdes et des échassiers contiennent de l'albumine qui est coagulée par l'acide azotique, mais qui ne l'est pas par la chaleur, si elle est étendue de trois volumes d'eau.

Les oiseaux de proie, certains passereaux et grimpeurs pondent des œufs dont l'albumine ne se coagule ni par la chaleur ni par l'acide nitrique.

Le blanc de l'œuf de la *raie* se présente sous forme d'une

(1) Le blanc de l'œuf des oiseaux est le produit de la sécrétion des glandes en grappe simple contenues dans l'épaisseur de la muqueuse de l'oviducte. Il est formé de trois couches, dont la densité augmente du centre à la périphérie: la couche la plus extérieure est limitée par la membrane testacée; la couche interne, adhérente à la membrane vitelline, forme deux faisceaux contournés, appelés chalazes, qui gagnent les deux bouts de l'œuf et qui sont produits par la rotation de celui-ci dans l'oviducte.

(2) Voyez Berzelius Rapport annuel sur les progrès de la chimie pour 1844, p. 510.

masse gélatineuse ne contenant que des traces d'albumine; en outre, il n'est pas soluble dans l'eau et n'éprouve pas, par la chaleur ou l'action des acides, une coagulation comparable à celle de l'albumine ordinaire.

L'albumine des œufs de certains poissons se dissout dans l'acide chlorhydrique sans aucune coloration, et elle commence à se coaguler vers 45°.

Les œufs de *tortue* et de *vipère* ont un blanc gélatineux très-peu albumineux et qui a beaucoup d'analogie avec celui de la raie.

L'albumine de l'œuf des *crustacés* paraît différer, sous quelques rapports, de celle des autres œufs; sa coagulation ne commence que vers 74°. Le liquide visqueux de l'œuf des *mollusques* contient une matière azotée qui n'a aucune des propriétés de l'albumine; elle ne se coagule pas par la chaleur, elle est précipitée par l'acide acétique, et elle se redissout dans l'acide chlorhydrique, sans produire de coloration violette.

§ II. — *Glutine* (1).

On désigne aujourd'hui sous le nom de *glutine* (Soubeiran) une substance albuminoïde coagulable par la chaleur et par l'alcool, analogue à l'albumine animale et contenue dans les sucs végétaux. Elle possède la même composition que l'albumine du sang; toutefois on ignore dans quelles proportions le soufre et le phosphore y existent. D'après Denis (2),

(1) C'est la substance désignée par Fourcroy sous le nom d'albumine végétale, et Soubeiran, en l'appelant glutine, n'a fait que lui restituer le nom que lui avait donné Rouelle.

(2) Denis considère toutes les substances albuminoïdes des plantes (albumine, gluten, amandine, légumine, etc.) comme ne formant qu'une seule espèce, l'albumine végétale, dont elles ne seraient que des modifications ou des altérations dues à l'art, et il désigne toutes ces matières sous le nom général de glutine (Nouvelles études, etc., p. 45).

« elle diffère beaucoup de l'albumine animale. Précipitée par l'alcool, elle donne un coagulum presque entièrement soluble dans l'eau, tandis que, si l'on fait agir ce liquide sur du blanc d'œuf ou du sérum, l'eau ne redissout le précipité en aucune façon. L'effet de la chaleur est encore différent sur ces deux substances. Elle coagule très-complétement l'albumine animale, l'eau qui la tient en dissolution n'en conserve aucune portion; au contraire, elle coagule bien l'albumine végétale, mais une portion de cette substance demeure en dissolution. »

§ III. — *Peptones.*

On donne maintenant le nom de *peptones* aux produits ultimes de la transformation digestive des aliments azotés.

M. Mialhe pensant que l'action du suc gastrique sur les matières albuminoïdes donnait toujours lieu à la formation d'un même corps, quelle que fût la substance qui ait été le point de départ de la transformation, avait désigné ce corps sous le nom d'*albuminose;* mais Lehmann reconnut bientôt que les produits de la métamorphose des aliments azotés variaient dans leur composition, suivant la nature de la substance qui avait servi à les former, et il leur donna le nom plus général de *peptones*. M. L. Corvisart a signalé aussi des différences dans les propriétés chimiques de ces corps; ainsi, il a vu que la fibrine-peptone précipite par le bichlorure de platine, tandis que l'albumine-peptone, la musculine-peptone, etc., mises en présence du même réactif, ne donnent lieu à aucun précipité (1).

Les peptones possèdent cependant de nombreux caractères communs. Elles sont liquides, endosmotiques, non coagula-

(1) Corvisart, loc. cit., et Recueil de mém. sur une fonction du pancréas, etc., 1857-1863.

bles par la chaleur, et l'acide nitrique ne les précipite pas du tout, d'après M. Mialhe, ou incomplétement, suivant MM. Robin et Verdeil (1) ; dans ce dernier cas, le précipité obtenu se redissout dans un excès de réactif. Ces caractères distinguent nettement les peptones de l'albumine ; mais elles sont, comme cette dernière, coagulées par le tannin, l'alcool et le sublimé corrosif.

Toutes les peptones dévient à gauche le plan de la lumière polarisée (2) ; cette déviation n'est pas la même pour toutes, et chacune d'elles possède un pouvoir rotatoire égal à celui de l'aliment azoté dont elle émane, quoique ce dernier ait subi des modifications dans ses caractères chimiques. Suivant M. L. Corvisart, la peptone de fibrine aurait le pouvoir le plus haut et celle de l'albumine le plus bas. « Ces éléments sont utiles à connaître pour le médecin, car les peptones, qui peuvent passer dans les urines, dévient, à des degrés divers, mais toujours à gauche, la lumière polarisée, et par leur présence peuvent diminuer l'intensité de la déviation produite par le sucre de diabète. L'acétate de plomb, souvent employé pour précipiter et éliminer des urines ces matières albuminoïdes, ne précipitant pas toutes les sortes de peptones, l'emploi du charbon animal est préférable pour éliminer les peptones des urines supposées diabétiques » (3).

« A l'état solide, les peptones sont amorphes, blanches, inodores, d'une saveur muqueuse, très-solubles dans l'eau, insolubles dans l'alcool à 83°. Leur dissolution aqueuse rougit le tournesol, et elles se combinent facilement avec les bases soit alcalines, soit terreuses, de façon à former des sels neutres très-solubles dans l'eau. Les dissolutions aqueuses de ces composés salins sont précipitées par le tannin et par le bichlo-

(1) Chimie anat., t. III, p. 330.

(2) L. Corvisart, Suc gastrique, peptones et leur action sur la lumière polarisée (Académie des sciences, séance du 7 juillet 1862).

(3) Ibid.

rure de mercure; additionnées d'un peu d'ammoniaque, elles donnent aussi un précipité avec l'acétate de plomb, mais elles n'en donnent pas avec les autres sels métalliques, même avec l'azotate d'argent et l'alun; le sous-acétate de plomb y fait naître seulement un léger trouble qui disparaît en présence d'un excès de réactif. Dans ces mêmes dissolutions, il ne se forme ni précipité, ni trouble quelconque par l'addition d'un acide minéral ou organique, même l'acide chromique. Lehmann, qui a indiqué tous ces caractères, n'a jamais pu obtenir les peptones exemptes de matières minérales; il est parvenu à les dépouiller de chlorures et de phosphates, mais les cendres qu'elles laissaient contenaient toujours des carbonates à bases alcaline et calcique, ainsi que de petites quantités de sulfates. Il a remarqué aussi que la proportion de soufre fournie par ces derniers sels était toujours la même que dans la matière albuminoïde dont la peptone était dérivée. » (1)

Les peptones se rencontrent dans l'estomac, dans l'intestin grêle et dans le sang. Leur présence dans ce dernier liquide a été constatée par un grand nombre d'expérimentateurs(Stass, Panum, MM. Natalis Guillot et Leblanc), mais ils les ont prises pour de la caséine (2), avec laquelle elles ont certains caractères communs; les peptones se distinguent cependant de la caséine, parce que traitées par l'acide acétique, elles donnent un précipité soluble dans un excès de réactif, ce qui n'a pas lieu avec la matière albuminoïde du lait.

§ IV. — *Pancréatine.* — *Ptyaline.* — *Pepsine.*

1. *Pancréatine.* — MM. Robin et Verdeil ont donné ce nom à une substance particulière contenue dans le suc pan-

(1) Milne Edwards, Leçons sur la physiol. et l'anat. comp., t. VII p. 52; 1862.

(2) Voyez Robin et Verdeil, loc. cit., t. III, p. 332.

créatique et qui en est la partie active. Étudiée successivement par Tiedemann et Gmelin, Magendie, Leuret, Lassaigne, MM. Bouchardat et Sandras, Bernard et Barreswill, la *pancréatine*, qui est liquide et coagulable par la chaleur, comme l'albumine normale, diffère de ce dernier principe par les caractères suivants : l'alcool la précipite, mais le précipité est susceptible de se redissoudre complétement et rapidement dans l'eau, en lui communiquant les propriétés physiologiques du suc pancréatique. Le sulfate de magnésie et l'acide nitrique produisent le même effet, et le précipité obtenu par le dernier réactif est soluble dans un excès de l'acide employé. Enfin la pancréatine possède un caractère qui lui est propre, c'est de rougir par le chlore. Mais le phénomène n'est évident que lorsqu'elle commence à s'altérer, et tend à perdre la propriété de se coaguler (1). C'est aussi à ce moment qu'elle donne naissance à des cristaux très-remarquables qui ont été pris tour à tour pour de la stéarine et du sulfate de chaux, mais que M. Cl. Bernard (2) considère comme formés par un acide organique particulier uni à de la chaux.

2. *Ptyaline.* — La *ptyaline* se rencontre dans la salive mixte et principalement dans celle des glandes parotidienne et sublinguale. Elle est soluble dans l'eau et insoluble dans l'alcool ; elle n'est pas coagulée par l'ébullition, ni précipitée par l'infusion de noix de galle, le bichlorure de mercure, le sous-acétate de plomb, ni par les acides énergiques. Cette substance est du reste imparfaitement connue au point de vue chimique ; c'est Berzelius qui le premier l'a isolée de la salive mixte et qui lui a donné le nom de *matière salivaire* ou de *ptyaline*. Magendie, MM. Rayer et Payen, l'ont étudiée dans

(1) Cl. Bernard, Physiol. expérimentale, t. II, p. 238 ; 1856.
(2) Mém. sur le pancréas, in Supplém. aux Compt. rend., t. I, p. 247.

la salive parotidienne du cheval. D'après Lehmann, elle existe dans la salive en combinaison avec de la soude, de la potasse ou de la chaux, mais elle s'en laisse séparer par l'acide carbonique, et cette décomposition est une des causes du trouble qui se manifeste dans la sécrétion parotidienne du cheval lorsqu'elle est exposée à l'air. Enfin, suivant M. Cl. Bernard, elle est retenue par le sulfate de magnésie cristallisé, et ce physiologiste la regarde comme ne différant pas notablement de la caséine.

La ptyaline, telle que la préparait Berzelius, n'est pas susceptible de changer les matières féculentes en sucre, mais il est probable que, par suite d'une métamorphose spéciale, elle concourt à la formation du ferment salivaire désigné sous le nom de *diastase animale* (1).

3. *Pepsine.* — La *pepsine* (Schwann), appelée aussi *gasterase* (Payen) ou *chymosine* (Deschamps), existe dans le suc gastrique et appartient probablement au groupe des principes albuminoïdes. Elle est très-riche en azote (21 p. 100 d'après Vogel et 17 suivant Schmidt), et lorsqu'elle est à l'état solide elle est blanchâtre, amorphe, soluble dans l'eau, et insoluble dans l'alcool absolu. La chaleur ne la coagule pas, mais lui fait perdre son action sur les aliments azotés, et il en est de même lorsqu'elle a été précipitée par la potasse. Avec l'acétate de plomb et quelques autres sels elle forme des composés insolubles, dont on peut l'isoler avec sa propriété primitive. Elle donne avec la plupart des acides des combinaisons très-solubles, et c'est à cet état seulement qu'elle est susceptible d'opérer la transformation des matières azotées en peptones; toutefois, nous ferons remarquer que tous les acides ne sont pas propres à donner à la pepsine sa propriété digestive : ainsi Valentin a fait voir que l'acide benzoïque lui enlevait

(1) Voyez Milne Edwards, loc. cit., t. VII, p. 58 et Lehmann, loc. cit., p. 180.

une partie de son activité, et, d'après Lehmann, il en serait de même pour les acides phosphorique, oxalique, tartrique et succinique.

Contrairement au résultat des expériences de Marcet, M. L. Corvisart (1) a constaté que le suc gastrique *pourvu de pepsine* possède les propriétés optiques des autres corps albuminoïdes, c'est-à-dire qu'il dévie à gauche le plan de polarisation des rayons lumineux. D'après le même auteur, une action identique s'observe pour la pepsine isolée du liquide gastrique.

La pepsine diffère de l'albumine, parce qu'elle n'est pas précipitée dans ses dissolutions par le cyanoferrure de potassium et parce que, coagulée par l'alcool anhydre, elle conserve sa solubilité dans l'eau ; du reste, la propriété remarquable qu'elle possède, aussi bien quand elle est neutre que quand elle est acide, de coaguler la caséine, la distingue nettement de tous les autres corps albuminoïdes.

Suivant Mülder, la pepsine serait formée aux dépens des aliments azotés, et principalement de la légumine, sous l'influence de l'acide chlorhydrique dilué; les expériences de Brücke n'ont pas confirmé cette opinion. Disons enfin que les diverses analyses qui ont été faites pour déterminer la composition centésimale de ce corps ont donné des résultats contradictoires : ainsi, Vogel a trouvé qu'il contenait pour 100 parties 57,72 de carbone, 5,65 d'hydrogène, 21,09 d'azote et 15,62 d'oxygène, tandis que Schmidt, de Dorpat, en suivant un procédé différent, est arrivé à le considérer comme formé de 53 de carbone, de 6,7 d'hydrogène, 17,8 d'azote et 22,5 d'oxygène (2).

(1) Suc gastrique, peptones, etc., loc. cit.
(2) Voyez Milne Edwards, loc. cit., t. VII, p. 37.

§ V. — *Hydropisine.*

MM. Moyse et Robin (1) ont constaté que les épanchements du péritoine et de la plèvre contenaient une substance organique particulière coagulable par la chaleur et les acides, mais différente de l'albumine du sang et de l'œuf, de la caséine et de la pancréatine : elle se distingue de l'albumine, parce qu'elle est retenue en combinaison par le sulfate de magnésie cristallisé sans être coagulé par ce sel (Gannal), de la caséine, parce qu'elle est coagulée par la chaleur ; de la pancréatine, parce qu'elle ne rougit pas par le chlore. C'est à cette matière que M. Gannal (2) a donné le nom d'*hydropisine*.

§ VI. — *Globuline.*

Ce principe, désigné aussi sous le nom de *cristalline* (Hünefeld), se rapproche beaucoup de l'albumine. On n'en a constaté l'existence avec certitude que dans le cristallin de l'œil qui en contient 36 pour 100 de son poids. La globuline est soluble dans l'eau et coagulable par la chaleur, mais seulement à 93°. Si on sature par l'ammoniaque une dissolution de cette substance dans l'eau aiguisée d'acide acétique, ou inversement si l'on sature par l'acide acétique sa solution ammoniacale, on obtient un précipité ; enfin, si l'on fait passer un courant d'acide carbonique dans une solution aqueuse de globuline, il se forme un précipité qui se redissout dans l'eau pure au contact de l'air ou de l'oxygène. Cette réaction la distingue de l'albumine (3).

(1) Robin et Verdeil, loc. cit., t. III, p. 454.
(2) Mém. Société de biologie, 1857, p. 199.
(3) Voyez Lehmann, loc. cit., p. 93.

§ VII. — *Substances vitellines.*

On comprend sous cette dénomination plusieurs principes albuminoïdes contenus dans le jaune des œufs. On en distingue cinq espèces : la *vitelline*, l'*ichthine*, l'*ichthidine*, l'*ichthuline* et l'*émydine*.

La *vitelline* a été découverte dans le jaune d'œuf des oiseaux par MM. Dumas et Cahours. Elle est blanche, grenue, insoluble dans l'eau, l'alcool, l'éther, et soluble dans les alcalis. Sa composition est à peu près la même que celle de la fibrine, mais elle en diffère parce qu'elle ne décompose pas l'eau oxygénée. MM. Dumas et Cahours la considèrent comme de l'albumine modifiée, Lehmann comme un mélange d'albumine et de caséine, et enfin pour Denis (1), elle n'est autre chose que de l'albumine unie à très-peu de *globuline* (2).

L'*ichthine* se trouve en suspension dans le jaune d'œuf des poissons cartilagineux. Elle est en grains transparents insolubles dans l'eau, l'alcool et l'éther ; sa dissolution dans l'acide chlorydrique ne produit pas de coloration violette comme le font l'albumine et la vitelline.

L'*ichthidine* et *l'ichtuline* ont été rencontrées dans les œufs des poissons cyprinoïdes. La première est en grains solubles dans l'eau ; la seconde est pulvérulente et se rapproche de l'ichthine par ses caractères chimiques, mais elle en diffère par ses propriétés physiques et par sa composition qui offre certains rapports avec celle de l'albumine.

Enfin, l'*émydine* se présente sous forme de grains blancs arrondis, transparents ; elle existe en suspension dans le jaune d'œuf des tortues et a beaucoup d'analogies avec l'ichthine.

(1) Loc. cit., p. 187.

(2) Denis désigne sous ce nom la matière albuminoïde qui forme le noyau des globules sanguins des vertébrés ovipares (voyez p. 58).

Ces quatre dernières substances ont été étudiées par MM. Valenciennes et Frémy (1).

CHAPITRE III.

MATIÈRES ALBUMINOÏDES DES GLOBULES DU SANG.

Nous réunissons dans ce chapitre les différentes matières albuminoïdes très-voisines de l'albumine et de la fibrine, et qui, avec de petites quantités de matières grasses et minérales, concourent à la formation des globules rouges du sang des vertébrés (2). Elles sont au nombre de quatre : l'*hémato-cristalline*, l'*hématosine*, la *matière albuminoïde de la membrane extérieure des globules*, et la *nucléine*.

§ I. — *Hématocristalline.*

L'*hématocristalline* se distingue de toutes les autres matières albuminoïdes par la propriété remarquable qu'elle possède de pouvoir affecter la forme cristalline, quand on vient à la placer dans des circonstances spéciales ; ce caractère suffit à lui seul pour la distinguer de la globuline du cristallin avec laquelle Berzelius l'avait confondue. C'est surtout aux travaux de Funke, de Kunde et de Lehmann que nous devons la connaissance de ses propriétés.

Cette substance constitue, avec l'hématosine, le contenu

(1) Loc. cit.

(2) On sait que la forme des globules rouges n'est pas la même pour tous les vertébrés : chez les mammifères, ils sont discoïdes et présentent une dépression sur les deux faces, tandis que chez les ovipares, ils sont elliptiques et renflés à leur centre ; en outre, chez ces derniers, on trouve toujours un nucléus qui existe chez les mammifères seulement pendant la vie fœtale et le jeune âge, et qui finit par disparaître à mesure que l'animal se développe. (Voyez Milne Edwards, loc. cit., t. I, p. 46 et 62.)

des globules rouges du sang des vertébrés. Pour l'obtenir cristallisée, il suffit de laver avec de l'eau sur un linge le caillot sanguin après l'avoir exprimé; le liquide rouge qui passe, soumis successivement à un courant d'acide carbonique et d'oxygène, surtout sous l'influence de la lumière solaire, ne tarde pas à déposer une multitude de petits cristaux. Ainsi extraite du sang d'animaux différents, l'hématocristalline présente en général les mêmes propriétés, cependant elle varie sous le rapport de sa solubilité et de la forme de ses cristaux. Ainsi, celle qu'on retire du sang de l'homme et de celui de la plupart des carnivores cristallise en primes, celle du sang du cochon d'Inde, du rat, de la souris en tétraèdres, celle du sang de l'écureuil en tables hexagonales, celle du hamster en rhomboèdres (1). Ces cristaux offrent toujours une teinte plus ou moins rouge, due à un peu d'hématosine, mais on peut, comme l'a fait Teichmann, les en débarrasser complétement et les obtenir incolores.

L'hématocristalline est soluble dans l'eau à 40 ou 45° et sa dissolution se coagule comme celle celle de l'albumine entre 63 et 65°; elle est au contraire insoluble dans une liqueur chargée de matières salines, comme le sérum du sang, mais elle devient soluble si l'on étend ce liquide d'une certaine quantité d'eau. D'après Lehmann, elle diffère de tous les autres corps albuminoïdes parce qu'elle n'est pas précipitée par le nitrate d'argent, le bichlorure de mercure, le chlorure de zinc, le sous-acétate de plomb, et qu'elle l'est au contraire par le protonitrate de mercure et le bichromate de potasse; enfin, comme caractère propre à la distinguer de la globuline du cristallin, nous rappellerons que cette dernière est précipitée de sa dissolution aqueuse par un courant d'acide carbonique, tandis qu'on n'observe rien de semblable avec la matière contenue dans les globules.

(1) Lehmann, loc. cit., p. 93.

§ II. *Hématosine.*

1. Cette substance, unie, comme nous l'avons dit, avec l'hématocristalline pour former le contenu des globules du sang, se caractérise essentiellement par une couleur rouge et diffère des autres corps albuminoïdes parce qu'elle contient une certaine proportion de fer.

L'hématosine (Chevreul) ou *hématine* (Hünefeld) se trouve à l'état demi-liquide dans les globules sanguins ; sous cette forme elle est très-soluble dans l'eau pure, ainsi que dans une liqueur tenant en dissolution soit de l'albumine, soit du chlorure de sodium, mais elle est insoluble dans l'eau chargée à la fois d'une certaine quantité de ces substances, et c'est pour cette raison qu'elle ne se dissout pas dans le plasma ou dans le sérum normal, tandis qu'elle s'y dissout lorsqu'on ajoute de l'eau à ces liquides. Cette propriété singulière de l'hématosine, que nous avons également signalée pour l'hématocristalline, explique comment les globules du sang peuvent exister et conserver leur structure particulière dans la plasma ou dans le sérum, mais se détruirent lorsque ces deux liquides viennent à être mélangés avec de l'eau. L'hématosine, à raison de sa grande solubilité, se dissout très-rapidement et l'hématocristalline, qui résiste d'avantage après être restée quelque temps sous la forme d'une sphérule incolore, finit aussi par se dissoudre, pourvu que le sérum soit suffisamment dilué. (Milne Edwards.)

Vue par transparence, l'hématosine est d'un jaune rouge, assez pâle, analogue à celui dit couleur de chair ; vue à la lumière réfléchie elle est d'un rouge intense qui, à l'abri de l'action de l'air, est d'un ton louche et violacé, mais devient vif et éclatant au contact de l'oxygène. Du reste, cette substance étant très-altérable, sa couleur peut varier aussi beaucoup, suivant les circonstances dans lesquelles on la place, et ces variations caractérisent extérieurement, dans nombre de cas, cette altération. De là vient que souvent on a considéré comme autant de principes chacun des produits diversement colorés, obtenus par altération de l'hématosine (*hæmaphæine* et *hæmacyanine* de Fr. Simon; *matière brune* de Sanson, etc.) (1).

Par une température de 75°, l'hématosine se coagule et devient insoluble dans l'eau pure; mais on peut la dissoudre dans l'eau ou l'alcool addititionné d'une petite quantité d'ammoniaque, de potasse ou de soude caustique. Elle n'est ni coagulée, ni fixée par le sulfate de magnésie cristallisé, ce caractère la rapproche de l'albumine et l'éloigne de la caséine et de la pancréatine; elle est retenue par le sulfate de chaux, par le charbon animal, et ce dernier corps décolore complétement les liquides qui en renferment (Robin et Verdeil).

2. L'hématosine extraite du sang est amorphe, pulvérulente, brunâtre, insoluble dans l'eau, l'alcool et l'éther, mais soluble dans l'alcool bouillant ainsi que dans ce même liquide additionné d'acide sulfurique ou chlorhydrique; elle est sans action sur les réactifs colorés. Les acides minéraux concentrés la décomposent, et quand ils sont étendus ils forment avec elle des combinaisons insolubles dans l'eau, mais solubles dans l'alcool. L'acide acétique la convertit en une gelée brune qui se dissout dans l'eau, et une solution alcaline étendue produit un effet analogue.

En faisant agir les acides organiques concentrés et spécialement l'acide acétique sur du sang desséché, on obtient, suivant Feichmann (2), des cristaux d'hématosine facilement reconnaissables sous le microscope. Ces cristaux se présentent

(1) Robin et Verdeil, loc. cit., t. III, p. 379 et 571.

(2) Voyez Kölliker, Histologie humaine, p. 650; et Virchow, Pathologie cellulaire, p. 121, fig. 55.

sous forme de tables rhomboïdales aplaties, à angles aigus, et offrent une coloration jaune rougeâtre foncée ou brunâtre. Teichmann a donné le nom d'*hémine* à cette modification de la matière colorante du sang. Ce fait a acquis une certaine importance pratique depuis que M. Brücke l'a utilisé dans les recherches médico-légales, lorsqu'il s'agissait de vérifier si certaines taches étaient réellement produites par du sang. « Pour savoir, dit Virchow (1), si une substance contient du sang, on mélange du sang desséché dans un état de concentration aussi complet que possible avec du sel de cuisine cristallisé, desséché et pulvérisé. On jette sur le mélange du vinaigre (acetum glaciale), et l'on évapore à la température d'ébullition. On obtient de ces matières des cristaux d'hémine dans les points où se trouvaient les corpuscules sanguins, ou bien dans ceux qu'occupait la substance à essayer, contenant l'hématosine. Cette réaction est extrêmement fidèle et sûre : il n'y a pas de substance, l'hématosine exceptée, qui puisse subir une semblable transformation. D'un autre côté on peut déceler des quantités très-faibles de sang, seulement il ne faut pas qu'il soit répandu sur une trop grande surface : il serait difficile de faire cette expérience sur un linge qui aurait été trempé dans un liquide teint de sang. J'ai pu reconnaître par ce procédé des taches de sang sur les manches de l'habit d'un homme assassiné ; les gouttes de sang n'avaient qu'une ligne de diamètre, et à l'aide du microscope il fut aisé d'y reconnaître, après avoir employé le procédé indiqué plus haut, une énorme quantité de cristaux d'hémine... »

M. Rollet, de Vienne (2), est parvenu à préparer l'hémine en assez grande quantité pour en constater les propriétés chimiques et pour s'assurer qu'elle réagissait exactement

(1) Loc. cit., p. 122.

(2) Annales des sciences naturelles, t. I, p. 200; 1864 ; et l'Institut du 3 février 1864.

comme l'hématosine amorphe ; il a même pu l'obtenir à l'état de pureté en prenant cette dernière substance comme point de départ. L'hématosine cristallisée présente des phénomènes distincts de pléochroïsme et d'iridescence des surfaces et peut être chauffée jusqu'à 160° sans éprouver d'altération sensible.

3. Si l'on vient à brûler l'hématosine on obtient un résidu entièrement composé d'*oxyde de fer* et formant, suivant M. Lecanu, 10 p. 100 du poids de la substance ou seulement 9,90, d'après Mülder. Les recherches de M. Rollet confirment le résultat obtenu par M. Lecanu ; le chimiste de Vienne a en effet trouvé que les cristaux d'hématosine soumis à la combustion donnaient un résidu équivalent à 10,45 p. 100 de leur poids. On s'est beaucoup préoccupé de l'état sous lequel le fer pouvait se trouver dans ce principe : un chimiste allemand, Engelhard, fit à ce sujet un grand nombre d'expériences qui l'amenèrent à conclure que ce corps simple se trouve dans le sang uni directement aux éléments dont se compose la matière colorante; Berzelius pensait au contraire que c'était à l'état d'oxyde que le fer se trouvait dans l'hématosine, mais de nouvelles recherches faites par Scheckund ont montré que l'hypothèse d'Engelhard était plus probable. Si en effet on fait digérer dans de l'acide sulfurique du sang desséché et si ensuite on ajoute de l'eau, il se forme du sulfate de fer et l'opération est accompagnée d'un dégagement d'hydrogène, ce qui semble indiquer que l'eau a été décomposée par du fer métallique et que ce n'est pas à l'état d'oxyde que ce corps préexistait dans le sang (1). Les autres éléments, qui avec le fer concourent à la formation de la matière colorante du sang, sont : l'oxygène, l'hydrogène, le carbone et l'azote ; mais on n'y trouve ni soufre, ni phosphore. Mülder la représente par la formule suivante : $C^{44} H^{22} Az^{3} O^{6} Fe$.

(1) Voyez Milne Edwards, loc. cit., t. I, p. 180.

Le fer n'est pas, comme on pourrait le penser, la cause de la coloration de l'hématosine. Mulder et Scherer (1) ont en effet montré que l'on pouvait extraire entièrement ce métal de la matière colorante du sang, sans pour cela lui faire perdre son caractère principal.

4. Dans les épanchements sanguins l'hématosine se modifie peu à peu et se change en une substance, tantôt amorphe, tantôt cristallisée en beaux prismes rhomboïdaux rouges ou en fines aiguilles (2). Cette matière qu'Éverard Home a observée le premier a été désignée par Virchow (3) sous le nom d'*hématoïdine*. Insoluble dans les réactifs neutres et l'acide acétique, peu soluble dans la potasse, la soude et les acides minéraux étendus, l'hématoïdine, donne avec l'ammoniaque une dissolution rouge amarante qui passe bientôt au jaune safrané. D'après les analyses de M. Ch. Robin, on peut la représenter par la formule : $C^{14}H^{8}AzO^{2},HO$. Comme on le voit, elle ne contient pas de fer, et cet élément est remplacé par un équivalent d'eau.

Appendice au § II. — La *biliverdine*, la *mélanine* et l'*urrosacine* sont des matières colorantes azotées que l'on doit rapprocher de l'hématosine : toutes les trois elles dérivent de ce dernier principe, et comme lui elles renferment du fer au nombre de leurs éléments.

La *biliverdine* ou *cholépyrrine* que l'on trouve en dissolution dans la bile constitue quelquefois en totalité les calculs biliaires et d'autres fois n'en forme que le noyau. Elle se présente sous différentes modifications : jaune ou jaune rougeâtre (cholépyrrine) quand elle vient d'être sécrétée chez l'homme et les

(1) Voyez Berzelius, Rapport annuel pour 1844, p. 510.
(2) Voyez Robin et Verdeil, loc. cit., t. III, p. 430, pl. 53 et 54.
(3) Loc. cit., p. 119, fig. 53 et 54.

mammifères ; elle passe au vert (biliverdine) par une oxydation graduelle dans l'intérieur de la vésicule ; cette modification verte paraît seule exister chez la plupart des oiseaux, des reptiles, des batraciens et des poissons. L'acide nitrique présente avec la biliverdine une réaction caractéristique : si l'on verse cet acide goutte à goutte dans un liquide contenant une certaine quantité de cette matière, il se forme au fond une zone d'abord verte, puis bleue, violette, rouge et enfin jaune sale. Dans l'ictère elle se mêle au sang, aux sérosités et même à l'urine ; celle-ci est alors colorée ou brun-rouge et passe au vert par l'addition d'un acide. Polli considère la biliverdine et l'hématosine comme un même principe, seulement il est au maximum d'oxydation dans le sang et au minimum dans la bile (1).

La *mélanine* est une matière noire contenue dans les cellules dodécaédriques qui tapissent la face interne de la choroïde. Elle recouvre aussi les vaisseaux, les nerfs chez les grenouilles et d'autres batraciens ; c'est aussi elle qui paraît constituer le pigment noir des ganglions bronchiques, du tissu pulmonaire, du réseau de Malpighi de la peau des nègres, des tumeurs mélaniques, etc. (2).

L'*urrosacine* (Robin et Verdeil) ou *purpurine* (Golding Bird) se rencontre normalement dans l'urine, mais ordinairement en fort petite quantité ; c'est celle qui concourt à donner à ce liquide sa teinte rosée ou rougeâtre dans quelques conditions morbides. Extraite de l'urine elle présente une couleur variant du rose au rouge amarante tirant vers le noir ; très-peu soluble dans l'eau, soluble dans l'alcool et l'éther, elle forme une sorte de laque avec les sels terreux dont elle modifie le mode de cristallisation. Il résulte d'expériences de M. Harley qu'on ne doit pas considérer l'urrosacine comme

(1) Voyez Robin et Verdeil, loc. cit., t. III, p. 386.
(2) Ibid. p. 392.

un principe immédiat et qu'elle n'est autre chose qu'un mélange de plusieurs matières colorantes, dont l'une soluble dans l'éther et désignée sous le nom d'*urohématine* contient comme l'hématosine une quantité notable de fer (1).

§ III. — *Matière albuminoïde de la membrane extérieure des globules du sang* (2).

Cette substance, qui est peu différente de la fibrine, forme, quand elle est pure et encore humide, une masse d'un blanc grisâtre, gluante, faisant gelée dans l'acide acétique et les alcalis étendus et ne se dissolvant pas dans l'eau chargée de nitrate de potasse comme le fait la fibrine du sang; elle ne contient pas de soufre et elle présente avec les acides nitrique et chlorydrique les caractères des corps albuminoïdes (3). Suivant Lehmann, l'eau, les acides, l'éther, agissent d'une manière très-variable sur les parois des divers globules d'un même sang, ce qui fait présumer que la constitution chimique de ces téguments n'est pas toujours identique; il pense que ce sont les jeunes globules qui résistent le mieux à l'action de l'eau et que ceux qui sont déjà vieux se dissolvent plus facilement (4).

Mülder considère cette matière comme de la *bioxyprotéine*, mais les caractères chimiques de ces deux corps ne sont pas identiques; Denis (5) s'en est aussi occupé et l'a dé-

(1) Voyez Robin et Verdeil, loc. cit, t. III, p. 396, et Milne Edwards loc. cit., t. VII, p. 419.

(2) L'existence de cette membrane extérieure, mise en doute par Blumembach, de Blainville, MM. Donné, Valentin, Ch. Robin, semble aujourd'hui bien démontrée par les expériences de MM. Prévost et Dumas, Warton-Jones, Wagner, etc. (Voyez Milne Edwards, loc. cit., t. I, p. 66.)

(3) Lehmann, loc. cit., p. 124.

(4) Voyez Milne Edwards, loc. cit., t. I, p. 182.

(5) Mémoire sur le sang, 1859, p. 16.

signée sous le nom de *globuline* (1); ses recherches faites sur l'homme et les oiseaux lui ont montré qu'elle était unie à un peu de fibrine pure semblable à celle qu'on retire du sang veineux.

§ IV. — *Nucléine.*

Le noyau des globules rouges du sang des vertébrés ovipares paraît formé d'une substance albuminoïde assez semblable à celle qui constitue l'enveloppe de ces corpuscules. On la considérait autrefois comme de la fibrine, mais les travaux de J. Vogel, de Fr. Simon et de Lehmann ont montré qu'elle en différait notablement, et ces physiologistes pensent qu'elle est distincte de tous les autres corps albuminoïdes. C'est M. Maitland qui a proposé de la désigner sous le nom de *nucléine* (2).

CHAPITRE IV.

FIBRINE. — MUSCULINE. — GLUTEN.

§ I. *Fibrine.*

1. La *fibrine* est une substance albuminoïde naturellement liquide, susceptible de se coaguler spontanément, lorsque les fluides qui la contiennent sont soustraits à l'influence vitale et alors solide d'un blanc grisâtre si elle est pure, insoluble dans l'eau froide, l'alcool et l'éther.

La fibrine existe dans le sang, la lymphe et le chyle; on en rencontre également dans la sérosité de certaines ascites.

(1) Denis regarde la substance qui forme le nucléus des globules du sang des ovipares comme la même que celle qui constitue l'enveloppe de ces globules; aussi, a-t-il trouvé la globuline plus abondante chez les oiseaux que chez l'homme, dont les cellules sanguines ne possèdent pas de nucléus. (Mém. sur le sang, p. 20.)

(2) Voyez Milne Edwards, loc. cit., t. I, p. 182.

de certains cas d'hydrothorax, des vésicatoires, etc. ; elle ne commence à se montrer que vers le quinzième jour de la vie intra-utérine chez les grands mammifères ; mais elle apparaît un peu plus tôt chez ceux qui sont petits.

2. La coagulation spontanée étant la propriété la plus remarquable de la fibrine, c'est par l'examen des différentes circonstances qui accompagnent ce phénomène que nous commencerons l'étude de ce principe.

D'après les expériences de Nasse, la coagulation de la fibrine du sang de l'homme commence entre une minute quarante-cinq secondes et six minutes après que la saignée a été pratiquée, et elle devient complète entre sept et seize minutes. Plusieurs conditions peuvent avoir de l'influence sur la rapidité de ce changement d'état. Chez les individus vigoureux et bien portants, chez ceux qui sont atteints d'une inflammation aiguë (pleurésie, pneumonie, rhumatisme articulaire, etc.), la solidification de la fibrine a lieu un peu plus tard (1); au contraire, les individus faibles, ceux qui ont subi de fréquentes saignées, ceux qui sont épuisés par des affections chroniques, etc., donnent un sang qui se coagule beaucoup plus vite. On a aussi constaté que chez les jeunes sujets, ce passage à l'état solide de la fibrine est plus rapide que chez les adultes, et que des différences du même ordre se présentent entre le sang de la femme et celui de l'homme.

Chez le cheval, la coagulation de la fibrine se fait plus lentement que chez l'homme. C'est à cette circonstance qu'est due la singulière propriété que possède le sang de cet animal, de laisser ordinairement au-dessus de son caillot une espèce

(1) Polli raconte que chez un homme vigoureux affecté d'une pneumonie pendant l'été, à une époque où toutes les circonstances favorisent la coagulation du sang, il fallut huit jours pour voir le sang de la saignée commencer à se prendre, et la coagulation ne fut complète que quinze jours après. (Virchow, loc. cit., p. 134.)

de couenne qu'on appelle le caillot blanc et qui n'est autre chose que de la fibrine privée de globules. Le sang du chien, du mouton, du lapin, ainsi que celui des oiseaux, des reptiles et des poissons, contiennent de la fibrine qui se coagule avec une grande rapidité.

Une fois que la fibrine s'est ainsi solidifiée, elle ne peut plus se redissoudre spontanément dans le fluide qui la contenait. C'est du moins ce qui s'observe chez les mammifères et les oiseaux, mais il ne paraît pas en être de même pour tous les autres vertébrés. Ainsi, d'après les observations de M. Jones (1), le sang des poissons se prend en gelée très-promptement, mais les caillots ne tardent pas à se liquéfier de nouveau au bout d'un temps qui varie de vingt minutes à quelques heures. Le sang de la *rana catesboeana* se comporte de la même manière; mais chez les ophidiens et les chéloniens, ce phénomène de redissolution de la fibrine ne s'observe pas.

Suivant Berthold et Davy, la fibrine se coagule une demi-minute à quatre minutes plus tôt dans le sang artériel que dans le sang veineux. Le sang de certaines veines paraît aussi se coaguler plus vite que celui des autres. M. Béclard a vu le caillot du sang veineux de la rate se produire plus tôt que celui du sang de la jugulaire du même animal.

Le sang incolore des animaux sans vertèbres se coagule aussi spontanément. Chez les crustacés, par exemple, il se prend en une masse gélatineuse et tremblotante; mais cette propriété s'affaiblit chez les animaux inférieurs et disparaît même chez certains d'entre eux (2).

« La coagulation spontanée de la fibrine de la lymphe ne s'opère que lentement. En général elle ne commence que quinze ou vingt minutes après l'extraction du liquide, et elle n'est

(1) Voyez Milne Edwards, loc. cit., t. I, p. 526.
(2) Ibid., p. 137.

complète qu'au bout de vingt ou quarante minutes, quelquefois même davantage (1). Dans l'intérieur des vaisseaux ce phénomène n'a pas lieu, lors même que le cours du liquide est interrompu » (2). On ne trouve pas de fibrine coagulée dans les vaisseaux lymphatiques d'un animal après sa mort ; mais, dès que la lymphe a été exposée à l'air extérieur, ou bien qu'elle a été modifiée par un organe malade, la coagulation ne tarde pas à se produire ; dans le sang, au contraire, la fibrine se coagule quelquefois pendant la vie, et régulièrement après la mort. Cette différence entre les liquides sanguin et lymphatique serait due, d'après Virchow (3), à ce que la fibrine de la lymphe ne serait pas complétement formée et qu'elle « ne deviendrait complète que par l'action de l'air atmosphérique ou bien dans certaines circonstances anormales par son mélange avec certaines substances modifiées. »

Comme celle de la lymphe, la coagulation du chyle se fait très-lentement, et il arrive souvent que le caillot se redissout après sa formation. Suivant Emmert, Prout, Müller, Tood et Bowmann, la coagulabilité du chyle serait plus grande dans la partie terminale du système des vaisseaux chylifères que dans les branches radiculaires qui entourent l'intestin. Enfin, M. Collard de Martigny a trouvé que le liquide contenu dans le canal thoracique était moins coagulable après le re-

(1) « La fibrine n'existe pas toujours dans la lymphe, et quand elle y existe, c'est très-souvent en quantités variables..... Par un écoulement très abondant de lymphe, elle disparaît bientôt de ce liquide.... Ludwig a vu que la lymphe coulant d'un même vaisseau peut varier d'heure en heure, tantôt présenter de la fibrine, tantôt s'en montrer dépourvue, et que de deux liquides coulant en même temps avec la même vitesse de deux vaisseaux lymphatiques du cou, l'un de ces liquides peut être riche, l'autre pauvre en fibrine. » (Beaunis, Anat. et phys. du syst. lymph. In Journal de physiologie de Brown-Séquard, t. VI, p. 323 ; 1863.)

(2) Colin, Rech. expér. sur les fonctions du syst. lymph. In Milne Edwards, loc. cit., t. IV, p. 556 : 1859.

(3) Loc. cit., p. 132.

pas que chez les animaux à jeun. Dans le premier cas, il renfermait 3 millièmes de fibrine, tandis que dans le second il y en avait 5,8 pour 1,000 (1).

Dans le liquide de l'ascite, M. Delaharpe a vu la coagulation de la fibrine se produire quelques instants après l'issue du liquide. C'est en effet ce qui a lieu lorsqu'on le laisse en repos ; mais, selon MM. Robin et Verdeil, cette coagulation ne se fait pas tant qu'il coule du liquide, lequel maintient la masse dans un certain degré d'agitation. Ce changement d'état de la fibrine ne se produit pas d'une manière brusque et subite, il a lieu graduellement ; le liquide prend peu à peu l'aspect d'une masse molle et tremblante, et bientôt celui d'une gelée dont la surface peut être déprimée légèrement avec le doigt.

3. Lorsqu'on vient à recevoir le sang au sortir de la veine, sur des filaments, des baguettes très-minces, comme celles d'un balai, ou sur une éponge et de la poussière qui absorbent l'eau, la solidification de la fibrine se fait au bout de dix à vingt secondes, presque au fur et à mesure de la chute du liquide. Le sang étalé en nappes très-minces se coagule plus vite que lorsqu'il est en couches épaisses, et il en est de même lorsqu'au lieu de le recevoir dans un vase à surface polie, on le fait couler dans un vase à surface rugueuse. Enfin, lorsque le sang s'est écoulé rapidement, la coagulation de la fibrine est retardée, tandis qu'elle est avancée s'il s'est écoulé lentement.

On a fait un grand nombre d'expériences pour déterminer l'influence de la température sur la rapidité de la coagulation de la fibrine. Les résultats obtenus font voir que pour le sang de l'homme, et probablement pour celui des animaux à sang chaud, la température la plus favorable à la prompte coagulation est à peu près celle du corps. L'élévation de la tempé-

(1) Voyez Milne Edwards, loc. cit., t. VII, p. 170 et Müller, Man. Phys., t. I, p. 489.

rature à partir de 15 à 20 degrés hâte la production du phénomène jusqu'à 30 degrés : mais à 38 degrés elle est moins rapide qu'à 25 ; une température plus élevée mais insuffisante pour coaguler l'albumine retarde la formation du caillot. Le froid produit aussi le même retard, qui est surtout très-évident quand on refroidit le sang dans les vaisseaux en refroidissant l'animal lui-même ; dans ce cas, en effet, la coagulation de la fibrine n'a lieu que très-difficilement et très-lentement. C'est à cette influence du froid que sont dues les différences observées sur la coagulabilité du sang chez les animaux à sang froid pendant l'hiver et pendant l'été : pendant l'hiver, le sang des grenouilles se coagule très-lentement, surtout si on le maintient à une basse température ; en été, au contraire, la formation du caillot a lieu très-rapidement (1).

L'influence qu'exerce le système nerveux sur la coagulation du sang a été démontrée par M. Cl. Bernard (2). Après avoir fait chez un cheval la section du grand sympathique, ce physiologiste a vu le sang se coaguler plus promptement qu'à l'état normal, et le caillot blanc qui surmonte toujours le sang veineux du cheval n'a plus le temps de se former ou ne se forme qu'incomplétement. Mais M. Cl. Bernard fait remarquer que le système nerveux n'agit dans ce cas que d'une manière indirecte et que cette augmentation de coagulabilité du fluide nourricier est due uniquement à un excès de température développé par l'opération : en effet, après la section du grand sympathique, la circulation devient plus active et la température du sang veineux augmente. en même temps sa coagulabilité devient plus grande.

Certains agents chimiques empêchent la coagulation de la fibrine. Les uns détruisent complétement cette propriété, tels

(1) Cl. Bernard, Leçons sur les propriétés des liquides de l'organisme, t. I, p. 415; 1859.

(2) Liquides de l'organisme, t. I, p. 416 et 419.

sont les sulfates de potasse, de magnésie, le chlorhydrate d'ammoniaque, etc.; les autres ne font pour ainsi dire que la suspendre, car si l'on vient à ajouter de l'eau au mélange, la fibrine ne tarde pas à devenir insoluble comme à l'ordinaire; c'est ainsi qu'agissent le sulfate de soude, les chlorures de sodium, de potassium, les azotates de potasse, de soude, etc. Enfin, ce phénomène peut encore être ralenti par l'addition au sang d'une certaine quantité de substances inertes, du sucre, par exemple.

Dans les vaisseaux la fibrine du sang se coagule après la mort comme au dehors, seulement le phénomène est de beaucoup retardé : chez l'homme c'est généralement de douze à vingt-quatre heures après la cessation des battements de cœur; chez le chien, le lapin, le cochon d'Inde, le sang devient solide au bout de quatre à six heures après la mort et quelquefois plus tôt chez les petits individus; enfin, chez le mouton, le cheval et le bœuf, la fibrine reste liquide pendant six ou dix heures.

La mort et la sortie du sang hors de l'organisme ne sont pas les seules conditions qui déterminent la coagulation de la fibrine : ce changement d'état s'observe également pendant la vie dans les artères sur lesquelles on a appliqué une ligature, dans les varices, dans la phlébite, les tumeurs anévrysmales, certains états cachectiques, etc.

4. Un grand nombre d'hypothèses ont été émises pour déterminer la cause première du passage spontané de la fibrine de l'état liquide à l'état solide.

Lower et Sénac pensaient que la coagulation de ce principe était due au repos dans lequel se trouve le fluide sanguin lorsqu'il est sorti de l'organisme : mais Hewson a fait voir que l'agitation ne retardait pas le phénomène, et les expériences de John Davy, de Scudamore, de Prater ont montré que si le sang ne se prend pas toujours en masse lorsqu'on l'agite violemment, cela tient à la rupture du caillot à mesure de sa formation et à la réunion de la fibrine en grumeaux, mais non au défaut de coagulation de ce principe.

Le refroidissement qu'éprouve le sang après sa sortie des vaisseaux n'est point non plus la cause de la coagulation de la fibrine, car elle se solidifie également quand on la maintient à la température de l'animal qui l'a fournie ; d'ailleurs le sang se coagule chez les animaux à sang froid aussi bien que ceux à sang chaud, et ce changement d'état est même dans certaines circonstances accompagné d'une élévation de température comme le prouve l'expérience suivante de Hunter (1) : ayant retiré un poisson de la mer, ce physiologiste en mesura la température et en fit écouler une certaine quantité de sang ; ce fluide se coagula bientôt quoiqu'il eût acquis une température plus élevée que celui qui, étant resté dans les vaisseaux, s'y était maintenu à l'état liquide.

Le contact de l'air atmosphérique a encore été invoqué pour expliquer ce phénomène ; mais J. Hunter a vu le caillot se former aussi bien dans le vide barométrique que dans un vase ouvert, et il assure qu'il s'y forme même plus vite qu'à l'air libre. J. Davy a obtenu le même résultat en recevant sous une couche d'huile du sang au sortir de la veine, et nous avons dit plus haut que la solidification de la fibrine peut s'effectuer dans le système vasculaire. Nous ferons cependant remarquer que la coagulation du sang se fait plus lentement à l'abri qu'au contact de l'air, et Schrœder van der Kolk a vu dans ses expériences que la présence de l'air, quoique n'étant pas nécessaire à la coagulation du sang, lui était cependant favorable. MM. Gulliver et Richardson sont arrivés à la même conclusion.

Enfin M. Brücke (2), à la suite de nombreuses recherches,

(1) Voyez Longet, Traité de physiologie, t. I, p. 704 ; 1861.

(2) An essay on the cause of the coagulation of the blood, analysé in Journal de physiologie de Brown-Séquard, t. I, p. 819 ; 1858.

admit que la coagulation du sang était due principalement à la cessation d'une influence spéciale des vaisseaux vivants sur ce fluide.

Telles étaient les différentes explications données pour interpréter la coagulation spontanée de la fibrine, lorsque M. Richardson (1) fit paraître en 1858 un mémoire dans lequel il rapporte un grand nombre d'expériences délicates desquelles il croit pouvoir déduire que « dans l'acte de la coagulation, ce qu'il y a de primitif et d'essentiel consiste dans le dégagement d'un principe volatil du sang et que ce principe volatil, dont le dégagement permet au sang de se coaguler, est de l'ammoniaque en combinaisons différentes peut-être, chez les différentes classes d'animaux, mais remplissant le même rôle chez toutes. »

M. Richardson fait d'abord remarquer que l'idée qu'il a essayé de mettre en évidence avait été entrevue avant lui. Ainsi, déjà Robert Boyle avait dit que l'addition d'ammoniaque au sang pouvait le maintenir fluide, et plusieurs physiologistes reconnurent l'exactitude de cette observation. On savait aussi très-bien que l'alcalinité du sang est une condition de sa persistance à l'état liquide, et l'on avait attribué la formation des caillots dans le cœur, dans la goutte et d'autres maladies, à l'acidité de cette humeur. Scudamore et Polli avaient cru que c'était au dégagement d'un principe gazeux que le sang doit la propriété de se coaguler, et M. Turner était arrivé à une conclusion semblable, mais ses expériences ne paraissent pas l'avoir conduit à déterminer la nature du principe volatil.

Après avoir démontré que toutes les théories que nous avons mentionnées sont incapables d'expliquer la coagulation du sang et qu'aucun des sels contenus normalement dans le sang n'a la puissance de dissoudre la fibrine (excepté dans des proportions telles que la vie serait impossible si elles se

(1) The cause of the coagulation of the blood. Londres, 1858 : analysé par Brown-Séquard, loc. cit., t. I, p. 389, 570 et 816.

trouvaient dans le fluide sanguin en circulation), le physiologiste anglais arrive à se demander si la coagulation ne dépendrait pas du dégagement de quelque substance volatile. Si l'on examine les circonstances qui favorisent le changement d'état de la fibrine on voit qu'elles sont en parfait accord avec l'idée émise par M. Richardson : l'exposition du sang dans le vide, à l'air libre ou dans d'autres gaz, le mouvement et une élévation de température pendant cette exposition sont des conditions qui, isolément ou ensemble, activent la coagulation du sang, tandis qu'elle est retardée par le froid, par le mouvement dans un espace clos, par la compression et par l'addition de fluides denses. Pour démontrer que le principe qui a le pouvoir de maintenir le sang liquide est bien contenu dans ce qui s'évapore de ce fluide, l'auteur anglais fit passer dans une portion de sang la vapeur qui se dégageait d'une autre portion en voie de coagulation, et il vit cette vapeur suspendre ou retarder beaucoup la formation du caillot dans le sang qui la recevait.

Il ne restait donc plus qu'à déterminer la nature du principe volatil. Après s'être assuré que ce n'était ni de l'acide carbonique, ni de l'oxygène, ni de l'azote, il pensa que ce pourrait être de l'ammoniaque, et, au moyen d'un procédé particulier, il ne tarda pas à constater la présence de cette base dans la vapeur fournie par le sang lors de son passage à l'état solide. Pour compléter la découverte qu'il venait de faire, M. Richardson fit plusieurs expériences dans le but de déterminer l'action qu'exerce l'ammoniaque sur la fibrine et sur le fluide sanguin. Il constata que cet alcali ajouté à du sang frais et liquide dans un vase clos en empêche la coagulation, mais que si l'on vient à exposer ce même sang à l'air il ne tarde pas à se solidifier ; il vit aussi que du sang coagulé traité par l'ammoniaque reprenait son état liquide, sans perdre pour cela la propriété de se coaguler de nouveau quand on le plaçait dans des circonstances favorables ; enfin il trouva que l'ammoniaque pouvait, dans l'espace de deux ou trois semaines, dissoudre complétement la fibrine.

Cette théorie qui semble réunir en sa faveur beaucoup de probabilités, laisse cependant inexpliquée la coagulation du sang en l'absence de l'air dans les vaisseaux liés, dans le cœur, dans les anévrysmes, dans les épanchements, etc. Peut-être pourrait-on admettre que dans ces cas il se produit dans le fluide sanguin une altération ayant pour conséquence ou bien une diminution dans la quantité d'ammoniaque nécessaire pour tenir la fibrine à l'état liquide ou bien une augmentation de ce dernier principe, qui alors deviendrait plus coagulable? C'est principalement à cause de la difficulté d'appliquer aux faits que nous venons de citer, la théorie du physiologiste anglais, que M. Zimmermann (1), tout en reconnaissant la présence de l'ammoniaque dans la vapeur du sang, repousse complétement l'idée que ce liquide se coagule par suite du dégagement de cette base. De son côté, M. Lister (2) a vu que le sang reste fluide dans les petits vaisseaux d'un membre amputé, bien que l'ammoniaque ait toute facilité pour s'échapper et que ce même liquide soumis à une basse température ne se coagule pas par l'addition d'une quantité d'acide suffisante pour sursaturer l'alcali libre. Enfin, M. John Davy (3) dit avec raison que si l'explication donnée par M. Richardson était exacte, le sang resterait liquide si l'on empêchait l'ammoniaque de se dégager. Après avoir fait des expériences décisives il conclut qu'il n'y a pas l'indication d'un dégagement d'ammoniaque pendant la coagulation du sang de la poule, ni de la présence de cet alcali dans cette humeur, que l'addition d'ammoniaque en quantité notable n'empêche pas la coagulation et qu'une diminution rapide de la température du sang,

(1) Voyez Journal de Brown-Séquard, t. I, p. 816.

(2) Ibid., t. V, p. 635; 1862.

(3) Physiological Researches, analyse par Brown-Séquard, loc. cit., t. VI, p. 312; 1863.

même quand il est largement exposé à l'air, a plus d'influence que l'ammoniaque pour en retarder la coagulation.

M. Milne Edwards, dans ses *Leçons sur la physiologie* (1), émet l'idée que dans la coagulation du sang il y a quelque chose de plus qu'un simple changement d'état. Il pense que la fibrine contenue dans le plasma et qu'il appelle *fibrine plasmique*, ne doit pas être regardée comme identique avec la fibrine coagulée, et que sa solidification serait la conséquence d'un dédoublement, par suite duquel une portion de ses éléments formerait une substance nouvelle insoluble, et une autre portion une matière soluble. M. Cahen (2) avait été conduit par ses recherches à une opinion à peu près semblable ; mais c'est surtout Denis (3) qui est venu, par ses travaux d'hématologie, donner à cette hypothèse une véritable importance.

Le savant médecin de Toul a montré que l'on peut isoler du sang un composé soluble capable de se changer spontanément en fibrine, et entièrement différent de celle-ci. On ajoute à cet effet au liquide frais une quantité suffisante de sulfate de soude pour l'empêcher de se coaguler ; on filtre le mélange pour le débarrasser des globules, puis on le traite par une dissolution saturée de sel marin. La *plasmine* (4), c'est ainsi que Denis désigne la fibrine soluble, se précipite immédiatement en flocons abondants ; il suffit alors pour l'avoir pure de jeter le tout sur un filtre et de laver ce qui reste sur le papier avec une solution concentrée de chlorure de sodium, tant qu'elle n'est pas colorée en jaune. Lorsqu'elle est égouttée,

(1) T. I, p. 163 ; 1856.

(2) Archives de médecine, 4e série, t. XXIII, p. 519.

(3) Mémoire sur le sang, 1859.

(4) Dans le travail publié avant son Mémoire sur le sang, Denis avait désigné cette substance par le nom de séro-fibrine, mais il n'était pas encore parvenu à l'isoler, et elle n'était alors pour lui qu'un corps hypothétique. (Nouvelles études, etc., 1856.)

la plasmine se présente sous l'aspect d'une pâte molle, blanche, formée par la réunion d'une quantité infinie de molécules, les unes arrondies, les autres amorphes ; elle est soluble dans l'eau, et la dissolution se coagule par la chaleur, l'alcool et les acides, comme le font les autres matières albuminoïdes solubles ; mais la propriété la plus remarquable qu'offre cette solution et qui est le caractère essentiel de la plasmine, c'est de se coaguler spontanément en donnant naissance, par un véritable dédoublement, à deux nouveaux corps albuminoïdes, l'un soluble et l'autre insoluble. Le premier, que Denis appelle *fibrine pure dissoute*, reste en dissolution dans le liquide qui pénètre le coagulum et existe en plus forte proportion que le second (1) ; le fluide qui le contient se coagule par la chaleur en conservant toutefois une portion de substance non modifiée ; l'alcool et la plupart des sels métalliques y donnent aussi un précipité. Quant au second corps, il varie un peu suivant la nature du fluide sanguin qui l'a fourni, et suivant les circonstances dans lesquelles la transformation de la plasmine s'est opérée ; il lui donne le nom de *fibrine concrète* (2).

Si tout cela est exact, le phénomène si obscur de la coagulation trouverait dans cette métamorphose de la plasmine une explication très-simple. Le problème ne serait cependant qu'incomplétement résolu, car il faudrait encore déterminer

(1) Denis formule de la manière suivante la composition du plasma au moment de la coagulation :

Plasmine, 25,865, se transformant en..	Fibrine qui devient concrète...	3,630
	Fibrine qui se dissout........	22,235
	Sérine....................	53,895
	Sels, Eau, etc.............	920,240
		1,000,000

(Mémoire sur le sang, p. 137.)

(2) Mémoire sur le sang, p. 40.

pourquoi la plasmine, qui est liquide dans le sang en circulation, se dédouble lorsque celui-ci est à l'état de repos. «La plasmine, dit Denis, se transforme dans cette circonstance, parce que, privée de l'influence vitale, elle tombe tout à coup sous l'influence de la nature morte. Il est impossible de ne pas attribuer son intégrité dans le sang fluide, à ce que cette humeur participe à la vie. J'ai bien pu constater que les sels neutres, à base alcaline, parviennent à la préserver quelque temps de toute altération, puisqu'en s'y associant ils la soustraient quelque temps à l'action des forces inorganiques, mais celles-ci reprennent leur empire sur elle dès qu'on affaiblit l'effet de ces sels. Alors, aucun procédé ne peut désormais la reconstituer ; elle n'existe donc telle qu'elle est dans le sang fluide qu'en vertu de forces bien différentes de celles qui régiraient une association purement chimique, due à de l'hydrogène, de l'oxygène, de l'azote et du carbone. » (1).

5. La fibrine, telle qu'on l'extrait du sang par le battage au moment de sa coagulation spontanée, contient une quantité d'eau considérable et se présente sous forme de filaments ou de grumeaux d'un blanc grisâtre, d'une élasticité remarquable et dépourvus d'odeur et de saveur.

Par la dessiccation, la fibrine peut perdre plus des trois quarts de son poids d'eau ; alors, elle se transforme en un corps dur et cassant, qui est très-hygrométrique et qui mis au contact de l'eau se ramollit de nouveau en reprenant son apparence extérieure et son poids primitifs. Une température élevée l'altère profondément ; au contact de l'air elle entre en fusion, se gonfle beaucoup, prend feu et brûle avec une flamme fuligineuse, en laissant un charbon poreux et brillant ; si l'on opère en vase clos, on obtient les produits ordinaires de la distillation sèche des matières albuminoïdes. Le charbon qui forme le résidu brûle avec difficulté et se réduit en une cen-

(1) Mémoire sur le sang, p. 137.

dre d'un gris blanchâtre, qui fait environ deux pour cent du poids de la fibrine sèche ; cette cendre est composée principalement de phosphate de chaux et d'un peu de phosphate de magnésie. En outre, elle contient toujours du fer qui, d'après Liebig, ne se rencontre pas dans la fibrine des muscles (musculine).

La fibrine est insoluble dans l'eau froide, l'alcool et l'éther; mais un contact prolongé avec l'eau bouillante la décompose : une partie se dissout (trioxyprotéine), tandis que l'autre portion reste insoluble (bioxyprotéine), se durcit et devient bientôt friable. Pendant qu'elle subit cette altération, l'eau qui distille possède l'odeur et les propriétés d'une dissolution ammoniacale. Si l'on évapore la liqueur filtrée, on obtient une masse solide, cassante, d'un jaune pâle, douée de l'odeur du bouillon de viande et susceptible de se dissoudre dans l'eau. Mais cette dissolution ne se prend point en gelée à aucun degré de concentration, et l'infusion de noix de galle la précipite en flocons isolés qui, par la chaleur, ne se réunissent pas en une masse élastique, comme le précipité obtenu par la gélatine et l'infusion de noix de galle (M. Dumas). La matière soluble sapide dans laquelle la fibrine se convertit, en partie par l'ébullition, et que M. L. Corvisart (1) regarde comme un nutriment (2), n'est donc point de la gélatine.

Suivant Magendie et M. Frémy (3), la fibrine des jeunes animaux et celle qu'on extrait du sang à la suite de plusieurs saignées peuvent, sous l'influence d'une faible chaleur (60 degrés), devenir complétement solubles dans l'eau et présenter alors tous les caractères de l'albumine.

(1) Études sur les aliments et les nutriments, p. 36.

(2) Le nutriment que donne l'albumine par son contact prolongé avec l'eau bouillante n'est pas identique avec celui que fournit la fibrine placée dans les mêmes circonstances : ce dernier est précipité par le bichlorure de platine et légèrement troublé par l'acide acétique et la pepsine, tandis que ces réactifs n'ont aucune action sur le premier. (L. Corvisart, loc. cit., p. 11 et 36.)

(3) Magendie, Phénomènes physiques de la vie, t. III, p. 352.

Si, au lieu de chauffer la fibrine dans l'eau à 100°, on élève la température jusqu'à 150°, elle se dissout en ne laissant qu'un faible résidu, et la dissolution précipite par les acides.

La putréfaction de la fibrine à l'air libre donne lieu aux mêmes produits que celle des autres corps albuminoïdes ; mais, si la décomposition à lieu sous l'eau, la substance se dissout presque entièrement au bout de huit jours, et le liquide qui en résulte possède l'odeur du vieux fromage et contient une matière organique coagulable par la chaleur, de l'ammoniaque, de l'acide acétique, de l'acide valérique, de l'acide butyrique et divers autres corps peu connus (M. Wurtz).

Récemment extraite du sang, la fibrine éprouve au contact de l'oxygène une véritable combustion : elle absorbe ce gaz et dégage de l'acide carbonique. D'après Scherer, ce phénomène ne se présente pas quand elle a subi longtemps l'action de l'eau bouillante, et les changements opérés par l'action de l'oxygène dans la constitution de la fibrine fraîche ne consistent pas seulement dans l'élimination d'une partie de son carbone, car une portion de l'oxygène absorbé n'est pas représentée par l'acide carbonique exhalé (1).

L'eau oxygénée est bientôt décomposée par la fibrine encore humide, celle-ci dégage du gaz oxygène et convertit le bioxyde d'hydrogène en eau, sans pour cela changer elle-même de composition ; si la quantité de matière organique introduite dans le liquide est très-grande, l'action s'exerce avec dégagement de chaleur. On n'observe rien de semblable avec les autres substances albuminoïdes.

6. En général les acides minéraux ou même organiques s'ils sont puissants et concentrés, gonflent la fibrine et la rendent gélatineuse et transparente.

(1) Berzelius, Rapport annuel pour 1841, p. 313.

L'*acide chlorhydrique* concentré gonfle la fibrine sèche en peu d'instants, puis il la transforme en une espèce de gelée et finit par la dissoudre en donnant une liqueur bleue violacée, comme le font les autres matières albuminoïdes. Si l'on opère avec le même acide extrêmement dilué, on obtient le phénomène observé par MM. Bouchardat et Sandras et que nous avons déjà signalé (1). L'*acide nitrique* au lieu de gonfler la fibrine, comme les autres acides, la contracte et forme en s'unissant avec elle l'acide xantoprotéique. L'*acide sulfurique* concentré mis en contact avec la fibrine sèche, la gonfle et lui donne l'apparence d'une gelée jaune insoluble dans un excès de réactif. L'opération est accompagnée d'un dégagegement de chaleur qui, lorsqu'on opère sur une quantité trop considérable, détermine la décomposition mutuelle de deux corps : il se développe de l'acide sulfureux, et la matière se colore en noir. Si l'on verse sur de la fibrine fraîche de l'acide sulfurique étendu de cinq à six fois son poids d'eau, elle se contracte et les deux substances se combinent ; le composé ainsi obtenu lavé avec de l'eau devient peu à peu transparent, se prend en gelée et est entièrement soluble dans une nouvelle quantité d'eau (M. Dumas.) L'*acide métaphosphorique* (PhO^5,HO) exerce une action identique et l'*acide phosphorique normal* ($PhO^5,3HO$) la convertit en une gelée blanche soublel dans l'eau pure, mais qui n'est pas précipitée de cette dissolution par les acides. Mise en contact avec l'*acide acétique* la fibrine donne une masse gélatineuse incolore et susceptible de fournir avec l'eau bouillante une dissolution qui, par l'évaporation, se recouvre d'une pellicule blanche considérée comme de l'acétate de fibrine. Enfin, le *tannin* s'unit à la fibrine en formant une combinaison solide et inaltérable au contact de l'air.

7. Traitée par les alcalis fixes et étendus comme la potasse

(1) Voyez page 21.

ou la soude, la fibrine entre en dissolution. Elle augmente d'abord considérablement de volume et prend l'aspect d'une gelée qui, à une température de 50 à 60° degrés, se dissout peu à peu en formant une liqueur jaunâtre qui donne avec l'acide acétique ou chlorhydrique un précipité soluble dans un excès de réactif, et il se dégage de l'acide sulfhydrique. Si l'on emploie la potasse caustique et concentrée et si l'on fait digérer le tout à une douce chaleur, il se forme de l'ammoniaque, et la dissolution traitée par l'acide acétique donne encore un précipité mais moins abondant que dans le premier cas et insoluble dans l'acide en excès : ce corps n'est autre chose que la protéine de Mülder. Suivant M. Bopp, à une haute température la potasse donne naissance avec la fibrine à de la leucine, de la tyrosine, du butyrate, du valérate et de l'oxalate de potasse. Enfin, en chauffant à 180° un mélange de fibrine et de chaux potassée, M. Wurtz a observé qu'il se dégageait de l'ammoniaque, divers produits volatils, et qu'il se formait en même temps un acide gras restant combiné avec la potasse.

8. La fibrine du sang veineux de l'homme forme avec le nitrate de potasse, le chlorure de sodium, le sulfate de magnésie, des dissolutions qui se coagulent par la chaleur ainsi que par l'addition d'une certaine quantité d'eau. Ce fait constaté par Denis et vérifié par Liebig et Scherer (1), ne se produit pas ou seulement d'une manière incomplète avec la fibrine artérielle et la fibrine modifiée par l'ébullition. Pour que l'expérience réussisse, il faut diviser la matière organique en très-petits fragments et se servir d'une solution saline très-concentrée, en ayant soin d'agiter souvent le mélange et de le maintenir à une douce température. D'après M. Dumas (2), la liqueur qui opère le mieux cette dissolution doit être composée de 300 parties d'eau, 50 de nitre et 3

(1) Berzelius, Rapport annuel pour 1841, p. 312.
(2) Traité de chimie, t. VIII, p. 336 ; 1846.

de soude pour 150 parties de fibrine. M. Zimmermann (1) a expérimenté l'action d'un grand nombre d'autres sels (acétate de potasse, carbonates de soude, d'ammoniaque, phosphate de soude, sulfate de potasse, etc.), et il a vu que ces corps avaient au bout d'un temps variant de vingt-quatre à soixante dix-huit heures, la même action dissolvante que le nitrate de potasse; il a également constaté que la fibrine des deux espèces de sang du bœuf paraissait être insoluble dans l'eau chargée de nitre, que celle du sang artériel du cheval était au contraire plus soluble que la fibrine veineuse, enfin que la fibrine du sang des capillaires de l'homme se dissolvait très-bien dans la même substance. Denis, Liebig et Scherer, avaient admis que l'action exercée sur la fibrine par le nitrate de potasse avait pour conséquence la conversion de ce principe en albumine; mais Berzelius (2) fit remarquer qu'il fallait bien se garder de considérer ces deux corps comme identiques, car la fibrine ainsi liquéfiée ne se coagule qu'à 74° et donne par l'addition d'une certaine quantité d'eau un précipité gélatineux qui peut également prendre naissance avec l'acide acétique; ces deux réactions n'ont pas lieu avec l'albumine.

§ II. — *Musculine.*

Pendant longtemps on a considéré la fibrine musculaire comme identique avec la fibrine du sang; mais Liebig a montré qu'elle constitue une substance tout à fait différente de ce dernier principe, aussi la désigne-t-on maintenant sous le nom de *musculine* (Robin et Verdeil) ou de *syntonine* (Lehmann).

La *musculine* forme la partie principale des fibrilles des muscles striés et des muscles lisses ou des cellules fusiformes.

(1) Voyez Milne Edwards, loc. cit., t. I, p. 159.
(2) Rapport annuel pour 1841, p. 312.

Naturellement demi-solide, cette matière se dissout en totalité à la température ordinaire dans l'eau contenant un millième d'acide chlorhydrique (1). La dissolution est légèrement visqueuse et troublée par de la graisse. En la neutralisant, on en précipite la musculine qui se redissout dans les alcalis en excès; l'eau de chaux dissout aussi le précipité, et la liqueur qui en résulte se coagule par la chaleur; mais, si la substance précipitée a été soumise préalablement à l'action de l'eau bouillante, elle ne peut pas se dissoudre dans l'eau de chaux. Ces diverses réactions ne s'observent pas avec la fibrine du sang.

Suivant Denis (2), l'eau salée au dixième donne avec la chair musculaire une solution qui est précipitée par l'acide chlorhydrique dilué et la matière qui se dépose est insoluble dans l'eau et dans un excès de réactif. La même liqueur éclaircie par le repos et neutralisée par un alcali, donne encore lieu à un précipité qu'il considère comme de la musculine, tandis qu'il regarde le premier comme identique avec la globuline du cristallin. D'autres expériences lui ont montré que la musculine elle-même était une substance très-complexe et qu'elle ne contenait pas moins de trois principes : l'albumine, la sérine, et la fibrine.

Soumise à l'action de l'acide sulfurique, la musculine devient gélatineuse et se dissout ensuite complétement; lorsqu'on étend cette dissolution et qu'on la fait bouillir pendant quelque temps, il se produit du sulfate d'ammoniaque, de la leucine et une substance soluble dans l'alcool. Nous avons vu

(1) D'après Liebig, il faut une goutte d'acide chlorhydrique pour 30 grammes d'eau (Nouvelles lettres, p. 50). La plupart des traités de chimie que nous avons consultés, disent que c'est une solution contenant un dixième d'acide chlorhydrique qu'il faut employer. (Pelouze et Frémy, 2e édit.; Malaguti, 2e édit.; Robin et Verdeil, etc.)

(2) Nouvelles études, etc., p. 216.

que la fibrine placée dans les mêmes circonstances se comporte d'une manière différente.

Plongée dans une solution de carbonate ou de nitrate de potasse, la musculine se gonfle, mais ne s'y dissout en aucune façon.

Des considérations d'un autre ordre viennent encore justifier la séparation de la musculine d'avec la fibrine. Il résulte en effet des expériences de Magendie, que la musculine est beaucoup plus nutritive que la fibrine du sang, et suivant M. Cl. Bernard, celle-ci n'est pas assimilable, tandis que la musculine se comporte par rapport à l'alimentation comme l'albumine, c'est-à-dire comme le plus assimilable de tous les corps albuminoïdes. (Malaguti : Leç. Chim., t. II, p. 757.)

§ III. — *Gluten.*

Le *gluten*, découvert par Beccaria, se trouve dans les graines des céréales et principalement dans celles du froment. On l'extrait en faisant une pâte avec de la farine et en la maintenant sous un filet d'eau jusqu'à ce que celle ci ne devienne plus laiteuse : on a pour résidu le gluten pur, substance d'un blanc grisâtre, molle, collante, insipide, d'une odeur spermatique très-élastique et susceptible d'être étendue en couches minces. Exposé à une douce chaleur, il diminue de volume en perdant l'eau qu'il contient; sous l'influence d'une température élevée, il éprouve les mêmes transformations que les autres matières albuminoïdes. Il est insoluble dans l'eau, l'éther, les huiles, et en partie soluble dans l'alcool bouillant; on peut au moyen de ce réactif en extraire trois matières différentes (caséine et fibrine végétales, glutine) que certains auteurs considèrent comme des principes immédiats, mais qui ne sont autre chose que des produits de décomposion. Enfin le gluten se rapproche de la musculine par sa solubilité dans l'acide chlorhydrique dilué et son insolubilité dans l'eau chargée de nitre.

CHAPITRE V.

CASÉINE. — LÉGUMINE. — AMANDINE. — ÉMULSINE. — LACTOPROTÉINE. MYROSINE.

§ I. — *Caséine.*

1. La *caséine* est une substance albuminoïde « naturellement liquide dans l'économie, coagulable par les acides acétique, lactique et autres, par la présure sèche ou liquide, neutre ou acide, par le sulfate de magnésie en excès, mais non par la chaleur » (Robin et Verdeil).

Chez les mammifères, la présence de la caséine n'a été réellement constatée que dans le lait (Robin et Verdeil). On sait que la sécrétion de ce liquide a lieu normalement chez la femme et chez les femelles des animaux, et qu'elle peut également se montrer d'une manière accidentelle chez les mâles, soit dans l'espèce humaine, soit parmi les animaux ; on sait aussi que c'est ordinairement à l'époque de l'accouchement et pendant la gestation que s'établit cette fonction, mais que ces conditions ne sont pas indispensables et qu'il suffit quelquefois d'exciter les glandes mammaires, soit par la succion souvent répétée, soit par des frictions avec diverses plantes, pour y déterminer la sécrétion du lait (1). Enfin chez les enfants nouveau-nés des deux sexes, les glandes mammaires secrètent un liquide contenant de notables proportions de caséine, et qui, d'après Quevenne, possède une composition à peu près identique avec celle du lait d'ânesse ; la con-

(1) Voyez Joly et Filhol, Recherches sur le lait, 1856.

naissance de ce fait intéressant est due aux recherches de MM. Natalis Guillot et Gubler (1).

La caséine se rencontre également dans la classe des oiseaux : chez le pigeon, à l'époque de l'incubation chez le mâle comme chez la femelle, le jabot devient le siége d'une sécrétion dont le produit consiste en une matière blanchâtre analogue à du lait caillé et qui sert à la nourriture des petits nouveau-nés. Elle commence trois ou quatre jours avant l'éclosion et dure autant de jours après. Ce curieux phénomène découvert par Hunter a été l'objet de nouvelles recherches de la part de M. Cl. Bernard, et il résulte des analyses de M. Leconte, que cette substance présente avec le lait la plus grande analogie, seulement elle ne contient pas de sucre comme l'avait indiqué Hunter (2).

2. La caséine existe à l'état liquide dans le lait, mais elle peut sous l'influence de plusieurs agents devenir solide par coagulation.

L'alcool et tous les acides sont susceptibles de lui faire subir ce changement d'état; mais ce qui la distingue d'une solution albumineuse, c'est qu'elle est précipitée par l'acide acétique, ainsi que par l'acide lactique, et quand elle est ainsi modifiée, elle se redissout très-facilement à chaud dans une solution étendue de carbonate de soude. L'albumine coagulée placée dans les mêmes circonstances n'entre pas en dissolution.

Tous les sels neutres précipitent la caséine : à froid le phénomène est incomplet, mais en élevant la température il s'effectue avec la plus grande facilité (Joly et Filhol). On peut toutefois, sans le secours de la chaleur, séparer la caséine du lait en mélangeant ce liquide avec une quantité suffisante de sulfate de magnésie, pour en faire une pâte molle qui, par la

(1) Voyez Journal de Brown-Séquard, t. I, p. 410.
(2) Cl. Bernard, Liquides de l'organisme, t. II, p. 232.

filtration, laisse écouler un sérum incolore exempt de caséine (Robin et Verdeil).

Plusieurs substances organiques déterminent aussi la coagulation de la caséine. Nous citerons entre autres la gomme, le sucre, les fleurs d'artichaut, dont l'action est connue depuis longtemps; mais la plus remarquable de toutes ces substances est celle que l'on désigne sous le nom de *présure*. La présure est préparée ordinairement en faisant macérer la membrane interne de l'estomac des jeunes veaux, tantôt dans l'eau légèrement alcoolisée, tantôt dans du petit-lait. Mis en contact avec cette matière, le lait donne toujours un précipité, mais de quelque façon que l'on opère, il est impossible de déterminer la séparation complète de la caséine. Ce fait observé par plusieurs auteurs a été diversement interprété.

La matière qui constitue le précipité est considérée par Schübler (1) comme de la caséine, tandis qu'il regarde celle qui reste en dissolution comme différente de la première, et il la désigne sous le nom de *sérai;* pour obtenir la précipitation du sérai, il faut chauffer le liquide jusqu'à la température de l'eau bouillante et en même temps y ajouter un acide. Quevenne (2), en s'appuyant sur la même expérience que Schübler et sur ce que le lait filtré ne se coagule pas par la présure, conclut que ce liquide contient deux sortes de caséine, l'une suspendue et l'autre dissoute; celle-ci n'est autre chose que le sérai de Schübler Doyère expérimentant sur du lait de femme, a été conduit à regarder la matière azotée, qui reste dissoute dans le sérum après l'action de la présure, comme distincte de la caséine normale, mais au lieu de lui donner le nom de sérai ou de caséine dissoute, il l'a considérée comme de l'albumine (3). Enfin, suivant MM. Joly et Filhol, le sérai

(1) Bibliothèque universelle de Genève, t. II, p. 241 et 274; 1817.
(2) Mémoire sur le lait, 1842.
(3) D'après Doyère, tous les laits renferment plus ou moins d'albu-

de Schübler, la caséine dissoute de Quevenne et l'albumine de Doyère ne sont qu'un même corps qui ne préexiste pas dans le lait et qui provient du dédoublement de la caséine normale en deux produits nouveaux, le coagulum et la matière soluble, sous l'influence de la présure (1).

La caséine se coagule spontanément lorsque la température de l'atmosphère est élevée, sous des influences les plus diverses. Ainsi un orage, la nature du vase dans lequel le lait est renfermé, la présence de quelques débris animaux en putréfaction, peuvent provoquer ce changement d'état, dont la cause doit être attribuée au développement d'une certaine quantité d'acide lactique aux dépens du sucre de lait. Le liquide ainsi modifié est, en effet, toujours franchement acide, et il suffit d'y ajouter un peu de carbonade de soude pour lui rendre sa fluidité qu'il ne tarde pas à perdre de nouveau par suite de la formation d'une nouvelle quantité d'acide lactique.

La chaleur qui produit si énergiquement la coagulation de l'albumine n'a aucune action sur la caséine ; aussi le lait soumis à l'ébullition reste-t-il fluide, lorsque toutefois il ne contient pas d'albumine.

Certains auteurs pensent que la caséine ne doit son état liquide dans le lait qu'à sa combinaison avec un alcali et que sa coagulation par un acide consiste en ce que l'acide lui enlève la base avec laquelle elle formait un composé soluble.

mine, et le lait de femme contiendrait même plus d'albumine que de caséine. Cette opinion a été rejetée par MM. Joly et Filhol, qui considèrent l'albumine comme n'existant dans le lait que dans des cas anormaux, en exceptant le lait de truie, qui donne à l'analyse une quantité d'albumine variant de 13 à 20 pour 100; lorsqu'on porte ce lait à l'ébullition, il se prend en une masse solide, blanche, élastique, et semblable à du blanc d'œuf coagulé ; il ne paraît pas contenir de caséine (Joly et Filhol, loc. cit., p. 123). D'après Lehmann, on ne trouve d'albumine dans le lait qu'à la suite des affections inflammatoires des glandes mammaires (loc. cit., p. 169).

(1) Loc. cit., p. 110.

Mais ce ne sont pas seulement les acides qui déterminent ce changement d'état : la présure neutre produit, à une température de 30 ou 40°, identiquement le même résultat que les acides et l'action se passe sans qu'il y ait, comme le pense Liebig, développement d'acide lactique aux dépens du sucre de lait. D'ailleurs, les expériences de Deschamps, Selmi et Heintz ont montré que le lait peut être coagulé par la présure, lorsqu'il présente une réaction franchement alcaline et que la coagulation s'obtient même après addition de soude caustique ou carbonatée.

3. La *caséine coagulée* est amorphe, de couleur blanche, insoluble dans l'alcool, très-peu soluble dans l'eau, très-soluble dans les alcalis, les carbonades alcalins, le chlorhydrade d'ammoniaque, l'azotate de potasse et le phosphate de soude. Elle est sans odeur ni saveur quand elle est pure et elle rougit faiblement la teinture bleue de tournesol.

Abandonnée au contact de l'air et à la décomposition putride, la caséine éprouve les mêmes transformations que les autres corps albuminoïdes, mais il se forme en outre un produit cristallisable extrêmement intéressant qui avait déjà fixé l'attention de Proust et avait reçu de ce chimiste le nom d'*oxyde caséeux*. Braconnot en fit ensuite connaître les principales propriétés sous le nom d'*aposépédine* puis Mülder et Gerhardt démontrèrent que ce corps n'était autre chose que de la *leucine* impure.

Suivant M. Bouchardat, l'acide chlorhydrique très-étendu (5 dix-millièmes par litre d'eau) dissout la caséine en formant une liqueur qui dévie à gauche la lumière polarisée et présente les caractères d'une dissolution d'albumine.

Il résulte de recherches récentes de MM. Millon et Commaille (1) que la caséine se combine de la manière la plus

(1) Académie des sciences, séance du 16 janv. 1865.

nette et la mieux définie avec un grand nombre d'acides minéraux et organiques (HCl ; SO^3 ; CrO^3 ; AzO^5 ; $Pt\,Cl^2$; C^2O^3, etc.) Cette affinité s'exerce directement entre la caséine dissoute à la faveur d'un alcali et les acides étendus ; les composés ainsi obtenus sont généralement insolubles et leur existence se manifeste par la formation d'un coagulum susceptible de se dissoudre dans les acides en excès. L'action des acides libres sur les combinaisons acides de caséine offre quelque chose de particulier : l'acide libre ajouté en excès déplace l'acide combiné et s'unit à la caséine. Dans toutes ces combinaisons la caséine possède une composition invariable, aussi MM. Millon et Commaille ont-ils pu déterminer la formule exacte de ce principe : $C^{108}H^{97}Az^{14}O^{29}$. Ce qui donne un intérêt particulier à la composition organique de la caséine, c'est que les nombres adoptés par ces chimistes se traduisent par de la *tyrosine* et de la *leucine* qui se seraient unies à de l'ammoniaque en éliminant de l'eau.

$$\underbrace{C^{72}H^{44}Az^{4}O^{24}}_{\text{4 éq. de tyrosine.}} + \underbrace{C^{36}H^{39}Az^{3}O^{12}}_{\text{3 éq. de leucine.}} - 7HO = \underbrace{C^{108}H^{97}Az^{14}O^{29}}_{\text{Caséine.}}$$

En d'autres termes, la caséine serait une amide de tyrosine et de leucine, deux corps qui apparaissent toujours dans les réactions qui détruisent la caséine.

Lorsqu'on fait agir la potasse en fusion sur la caséine, celle-ci se convertit en un corps nouveau cristallisable, neutre, peu soluble dans l'eau, insoluble dans l'alcool et dans l'éther, et qui n'est autre chose que de la *tyrosine*.

§ II. *Légumine, Amandine, Émulsine.*

1. Les graines de certains végétaux renferment plusieurs principes qui ont avec la caséine du lait la plus grande analogie ; on les désigne sous les noms de *légumine* (Braconnot) ou *caséine végétale* et d'*amandine* (Dumas et Cahours).

La *légumine* se rencontre dans les haricots, les pois et les lentilles ; l'*amandine*, dans l'amande de toutes les rosacées, Ces substances ont la même composition et presque les mêmes propriétés : toutes deux elles sont solubles dans l'eau et insolubles dans l'alcool et l'éther ; leurs dissolutions aqueuses sont coagulées par la chaleur et elles donnent avec les acides un précipité soluble dans les alcalis. Ces deux dernières réactions pourraient les faire confondre avec l'albumine, mais l'acide phosphorique normal ne précipite pas celle-ci, tandis qu'il précipite les deux autres. Enfin, on distingue la légumine de l'amandine à ce que, en solution dans l'eau, elles sont coagulées par l'acide acétique dont un excès ne redissout que la légumine et à ce que cette dernière seulement forme avec le sulfate de chaux une combinaison complétement insoluble. Ce fait explique pourquoi les haricots, les pois, etc., durcissent quand on les fait bouillir dans une eau séléniteuse.

2. L'amandine se trouve associée dans les amandes à une autre substance albuminoïde désignée sous le nom d'*émulsine* (Liebig et Wœhler) ou de *synaptase* (Robiquet) et qui jouit de la propriété remarquable de convertir l'*amygdaline* (1) en acide cyanhydrique et en essence d'amandes amères. L'émulsine est blanche ou d'un blanc jaunâtre, insipide, presque inodore, et présente l'aspect de la gomme. L'alcool la précipite de sa dissolution aqueuse, mais sans lui ôter, comme à l'albumine, la faculté de se redissoudre dans l'eau et en lui conservant son action sur l'amygdaline, action qu'elle perd au contraire lorsqu'elle a été coagulée par la chaleur ou bien lors-

(1) L'amygdaline, découverte par MM. Robiquet et Boutron, est le principe des amandes amères. Elle se présente sous forme de paillettes soyeuses peu solubles dans l'alcool froid, solubles au contraire dans l'alcool bouillant et dans l'eau. Mise en présence de l'émulsine, elle donne, outre l'acide cyanhydrique et l'essence d'amandes amères, du glucose et de l'acide formique.

qu'on l'a mise en présence du suc gastrique (Cl. Bernard) ; enfin, comme caractère propre à la distinguer de l'albumine, nous dirons qu'elle ne contient pas de soufre et qu'elle donne avec l'acide chlorhydrique concentré une dissolution incolore.

§ III. — LACTOPROTÉINE.

Si l'on vient à chauffer du sérum obtenu en traitant le lait étendu de quatre volumes d'eau par un centième d'acide acétique à 10 degrès, il se fait un second coagulum qui, séparé par filtration, donne un petit-lait d'une limpidité parfaite et peu ordinaire ; ce liquide renferme une nouvelle matière albuminoïde désignée par MM. Millon et Commaille (1) sous le nom de *lactoprotéine*.

Cette substance a pour caractères de n'être coagulée ni par la chaleur, ni par l'acide acétique, ni par l'acide nitrique, ni par le bichlorure de mercure, ni par l'action combinée de l'acide acétique et de la chaleur. L'alcool concentré en grand excès ne trouble aussi que faiblement le petit-lait qui la contient; la solution acide de nitrate de bioxyde de mercure, ajoutée en petite quantité, donne au contraire un précipité qui est le résultat d'une combinaison de lactoprotéine et de bioxyde de mercure, retenant par voie d'interposition un peu de nitrate mercurique. Ce composé est blanc, amorphe, insoluble dans l'eau, l'alcool et l'éther, et donne à l'analyse la formule suivante :

$$\underbrace{C^{36}H^{31}Az^{5}O^{18}}_{\text{Lactoprotéine.}}, HgO + (HgO,AzO^{5}.)$$

Le lait de vache contient de 3 grammes 90 à 3 grammes 49 de lactoprotéine par litre, le lait d'ânesse 3 grammes 28, le lait de brebis et le lait de femme de 2 grammes 53 à 2 grammes 17, enfin, le lait de chèvre seulement 1 gramme 52.

(1) Comptes rendus de l'Académie des sciences, t. LIX, p. 304 ; 1864.

§ IV. — Myrosine.

La *myrosine* (Bussy) est une substance albuminoïde analogue à l'émulsine des amandes. On la rencontre dans les graines de moutarde (*sinapis alba* et *sinapis nigra*) ; lorsqu'elle est en présence de l'eau elle agit comme ferment et transforme l'*acide myronique* des graines de moutarde noire en essence de moutarde. La chaleur, l'alcool et les acides coagulent la myrosine et lui font perdre en même temps son action sur l'acide myronique ; on peut toutefois, lui rendre sa propriété primitive en la mettant au contact de l'eau.

L'acide myronique existe dans les graines de moutarde noire à l'état de myronatede potasse ; combiné avec d'autres bases (soude, ammoniaque, baryte), il donne des sels solubles dans l'eau et susceptibles de subir, en présence de la myro sine humide, la fermentation sinapisique.

FIN.

TABLE DES MATIÈRES

Paris. — A. PARENT, imprimeur de la Faculté de Médecine, rue Monsieur-le-Prince, 31.

227

www.ingramcontent.com/pod-product-compliance
Ingram Content Group UK Ltd.
Pitfield, Milton Keynes, MK11 3LW, UK
UKHW020937180726
13838UKWH00002B/1000